いつも結果がついてくる人は「脳の片づけ」がうまい！

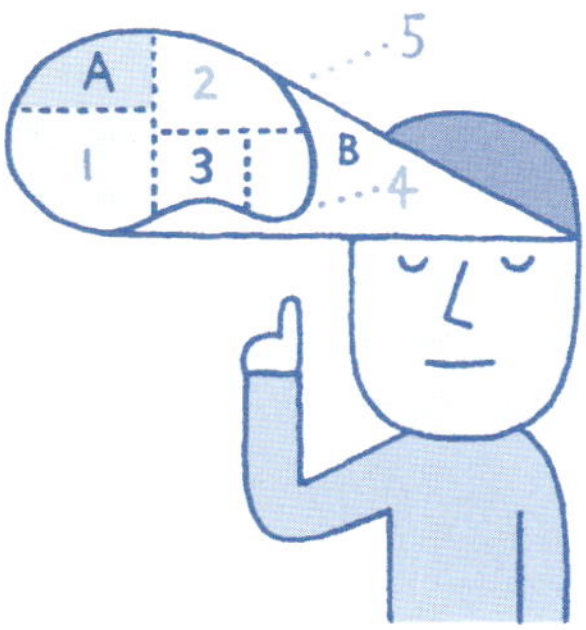

米山公啓
Kimihiro Yoneyama

青春出版社

はじめに

脳を上手く使っていくことで、仕事も人間関係もよくなって、さらにいきいきとした健康的な生活も手に入れることができる。

逆にいくらからだが元気でも脳がきちんと働かないと、満足する結果は得られない。

そのためには脳の仕組みを知る必要がある。と言っても脳を解剖学的に学ぶということではない。実際に問題に取り組むときに脳の特性を知っておくとかなり有利になるのだ。

例えば記憶するときには、すぐに記憶力をよくするにはどうすればいいかと考えてしまうが、記憶の仕組みの原則を知っていれば、思い出しやすくなるし、忘れにくい記憶にすることが可能だ。脳を上手く使うには、様々な情報を入れて活性化させることが最も重要だと考えてしまうものだが、その前に脳の中の「片づけ」をしないとだめなのだ。

新しいことを覚えるには、いま海馬《かいば》に入っている情報を大脳皮質《だいのうひしつ》に送り込んで脳の中を上手に片づけてこそ、初めて新しい記憶が脳に入ってくる。脳の働きをフルに使うには、脳の中の片づけが非常に大切なのだ。

それは、ビジネスでも重要である。直感的な素早い判断が下せるようになるには、やはりいままで脳にしまい込んだ記憶をうまく引き出して使いこなす必要がある。

歳を取ってくると、記憶を取り出して一時的にしまっておく、脳の中の黒板のようなワーキングメモリーの働きが落ちてきてしまう。どうも脳のキレが悪くなったなあと感じるのはそんなときである。そんな場合もやはり脳の上手な片づけをして、常にワーキングメモリーを活性化しておく必要がある。

そのためにはどうすればいいのか、本書では具体的な方法を解説していく。

また脳の片づけがうまくいっていると、将来問題になる認知症予防にもつながってくる。度忘れしてしまって、うまく思い出せないのもやはり脳の中の整理整頓ができていないからである。脳に入ってくる情報をうまく片づけておくことこそが、認知症にも強い脳を作っていくことになる。

本書に書かれた脳を片づける方法を、ビジネス、普段の生活、さらには認知症予防に役立てていただければ幸いである。

米山公啓

目次

二章 何歳になってもダメにならない脳 ――脳がよみがえる11の片づけ 051

三章 午後になると嘘をつきたくなる理由 ――脳を操る13の片づけ

目次

カバーイラスト／江口修平
本文・DTP／ハッシィ

一章

なぜ口に出すと脳は夢を叶えるのか

——脳に仕事をさせる10の片づけ

モチベーションを向上させるドーパミンの威力

植物と動物の違いは、例外もあろうが、やはり自分で動くということが動物の基本である。

人間もインターネットの時代に入ってから、次第に動かなくなってしまった。ワンクリックで食事も手に入り、食料を探しに出かけるということも必要なくなってしまった。

人間が動かなくていいということは次第に大きな弊害を生み出してしまう。人は動くことで、変化が起き、様々なチャンスも生まれる。当たり前だが、何もしないで動かなければ何も起きない。

食料を探しに行かねば死んでしまうような時代であれば、意識せずとも外へ出かけていった。いまは動かなくても、いい時代になってしまった。だからこそ動く動機が必要になってくる。

会社へ行くのは、仕事があり楽しい、あるいは給料が出る、それが会社へ行くモチベーションになっている。

普段の行動に慣れるとあまり気にしなくなってしまうが、時にはなぜ会社へ行くのか、なぜ仕事をするのかを問い直してみる必要がある。

そこで重要なことはモチベーションであることが分かる。というのも、モチベーションは常に更新されないと持続しないのだ。

脳の中ではドーパミンという脳内物質が出て、モチベーションを作り出している。しかし、こういった脳内物質はずっと同じ状態を維持することは難しく、何もしなければ次第に枯渇《こかつ》してくる。だからモチベーションをリセットしていかねばならない。

意欲は何かを達成すれば、そこで終わってしまい、いつまでも同じような意欲を持つことはかなり難しい。

期待感があるときにドーパミンがもっとも出ていることもわかっている。

意欲を出させるために、会社の仕組みは確かにある。昇進する、給与が増える、インセンティブを与えるなど、いわゆるいろいろな意味での報酬《ほうしゅう》が変化することで、社員のモチベーションは保たれることになる。

上司が「つべこべ言わずに働け!!」という物言いをすれば、いかにモチベーションが上がらないか想像がつく。

命令で仕事をやった場合、脳内ドーパミンが出にくくなる。納得して動機付けできないと、労働意欲は低下するのだ。

これは実体験でもわかるであろう。

自分がやりたいことをやっている時はドーパミンが多く分泌されて、命令で仕事をしている時は、意欲はなかなか出ないものだ。

また、人の行動は後から、なぜそうしたのかを自分なりの論理で理由付けをする。自分の行ったことを肯定的にとらえて、そこで納得しようとし、満足も感じていく。

自分なりの理由をあとから考え、そこで満足していく仕組みもあるのだ。

モチベーションのある理由があって、それを遂行《すいこう》したときに満足していく、という一連の思考の流れがある。そして遂行してしまうと、一気に脳内ドーパミンは低下していく。

だから、働き終わる前に、新しくモチベーションになるものを作り出して、モチベーションを継続させる工夫《くふう》が必要になってくるのだ。

自分の仕事の成功が、周囲の人に満足を与え、会社にも貢献できる、そんな意欲の継続を工夫していく必要がある。最終的には、モチベーションと評価があって、ようやく納得という状態になるのだ。

最近の若者は「納得した仕事しかしようとしない」という。何も考えずにとにかくやっておけ、では若者はもう働こうとはしなくなってる。「ほどほどでいい」という発想の最近の若者の意欲を変化させていくのは難しい問題である。

なぜほどほどでいいのか、たぶんそこには成功体験がないのだ。強いモチベーションになるものがないまま仕事をしていけば、ドーパミン自体も分泌が少なく、自分の感情を動かすほどの感動も生まれてこない。

物が無い時代の人間にとって、何か欲しい物を得るということは、非常に強いモチベーションだった。本田宗一郎が子供のとき、航空ショーを見て、自分も飛行機を作ってみたいと思ったというが、そのモチベーションが時代を超えて、ようやくホンダのジェット機が販売される段階になった。

渇望感《かつぼうかん》がない現代の若者のモチベーションを作り出すことが、いかに難しいか想像がつく。上司としては、小さなことでいいから最後までやりきらせて、そこでの達成感という満足の高い記憶をとどめさせることが重要だ。

仕事を目の前にしたとき、達成感の記憶があれば、モチベーションを上げさせやすい。この脳の仕組みによって、人は様々な進歩を遂げてきたのだ。今、渇望感を作り出せれば、最高のモチベーションになるはずだ。

物で満たされている世代、上がつまって出世しにくい世代では、渇望を作り出すことはかなり難しい。

行動を変えてしまうような大きなモチベーションは、ある程度小さな目標をクリアしていき、途中で出てくるものだ。

まずは小さな目標を考えていくのも、若い世代にはいいのではないだろうか。

なぜ口に出すと脳は夢を叶えるのか

思っていることをそのまま言うとどうなるか、それを実行して政治家は時々トラブルを起こす。大臣になったと同時に失言して、大臣を辞職しなければいけないということが時々起こる。

なぜあんなばかなこと言ってしまうのか。一般的には理解しにくいが、彼らはそうやって仕事をしてきたからだ。

つまり、分かりやすくものを言うという習慣が、災いする。自分の言葉の影響力を考えずに、いつもの調子で言ってしまうので、非難を浴びることになる。

分かりやすく喋《しゃべ》るという意味には、脳科学から見るとそれなりの理由がある。書いたものを理解するのと、人の喋ることを理解するのでは、かなり差がある。喋った言葉は一瞬しか聞けないので、複数のことを言えば理解しにくくなる。

脳の一時的な記憶装置であるワーキングメモリーは、それほど多くのことをためておけない。だから政治家などは相手に記憶させるための言い方をしてきている。そのためにかなりシンプルな発言になる。だから政治家としては喋りが上手なのだが、それが命取りになるということだ。

これはスピーチに使えるテクニックでもある。できるだけ意見を単純にして話すということだ。もう一方で、言葉にするというのは、人の行動に大きく影響してくる。

自分のやりたいことを口にするとか、成りたいものを言ってみるという行為は、あまりの初歩的でばかばかしいと思ってしまうが、よくよく考えてみれば、思ってもいないものにはなれない。

何かをやりたいと思ったからこそ、その目標に向かって努力できるのだ。

当たり前のようで実はそこに非常に重要な脳の仕組みがからんでいる。

何も考えていなければ、ある日突然大金持ちとか、社長にはなれない。

さらに重要なことは、口に出すということだ。脳の中でいくら考え、自問しても、それは他人への影響力を持たない。口にすることで、他人への影響力も持ってくると同時に、自分の行動に変化が起きてくるのだ。

自分がやりたいこと、あるいは部下にやらせたいことを口にすることで、自分自身の行動に変化が起きてくる。社長になりたければ、毎日自分は社長になると言い続けろということがよく言われるが、これは嘘でもない。

大きな成功を得た人の多くは、子供のときの夢や疑問を言葉にして、行動に移した場合が多い。思うだけでなく、言葉にして自分の行動を変えていくことで、実現に向けて動き出すのだ。

人間は考えているだけでは、自分の脳は変化をするかもしれないが、世間に対しては影響力を持たない。動き始めて初めて、影響力を持ち始める。つまり動く動機付けの最も簡単で確実なものは、自分の思いを口にすることなのだ。

なぜ口にするとうまくいくのだろうか。それは自分の言ったことに対して、それに従おうとする行動原理があるからだ。あるいは言ったことに責任を持ちたいと思うのが、人間である。

何かを実現しようと思って言葉にすれば、それだけで脳の中の回路が変化をし始める。変化した脳の回路によって、思考も変化を始めて、更に目的に向かって行動しやすくなってくるはずだ。

何もできないのは、失敗を恐れて何も言わないことが原因である。部下であれば、思いをできるだけ言わせることだろう。そうすれば命令をしなくとも、自分でつじつまがあうように行動し始めるはずだ。

なかなかそうならないのは、会議などで何も言えない雰囲気を作り出しているのかもしれない。行動させる前に、まず自ら言わせること、それによって脳の回路を変えさせていくことが重要だろう。口に出すことによって、脳の神経回路に変化が起きて、その人が成りたい者には、どうすればいいのか、脳自体が動きだすわけだ。

多くの成功者は偶然に有名人に会ってそれが大きなチャンスに結びついたということが多い。それは幸運だからではない。自分のやりたいことがはっきりしていれば、だれに会ったとしても、自分の行動にどうすればプラスになるか考えているので、出会いが大きく人生を変えていくことになる。偶然有名人や著名人に会っても、そこで自分に何か思いがなければ、なにも変化は起きないのだ。

脳は同じことをしたがるクセがある

自宅から駅まで歩くとき、最短距離のいつもの道を歩くはずだ。電車に乗るとき、ホームで待つ位置も決まっている。下車するときにできるだけ歩く距離が少ないほうを経験的に選んでいるはずだ。そういった決められた行動を繰り返していけば、脳の中に回路ができあがり、無意識のうちに同じ行動ができるようになり、目的を果たすには効率はよくなる。

私たちの行動は無意識のうちに同じことを繰り返している。朝起きて、顔を洗って歯を磨き、食事をして駅へ向かう。その間、自分の行動をどうすればいいか考えることはないだろうし、夕方になって、朝どんなふうに行動していたか思い出すことも難しいはずだ。

それは脳の中にプログラム（神経回路）ができあがっていて、それに従って行動しているからだ。人間の行動はできるだけ素早く行えるように、同じことを繰り返していくと、脳の中にプログラムができ上がって効率よく動けるようになる。

それは生活や仕事をスムーズに行っていく上では非常に重要な仕組みではあるが、時にはそれが障害になってくる。問題解決しようとするとき、経験を経て脳にでき上がったプログラムが邪魔をして、新しい解決方法を受け入れられない状態である。

長年の経験によって、最適な結果を出しやすい脳になってはいても、それでは周辺の環境が変わってきたときに、うまく対応できなくなってしまう。

時代を超えて、伝統的な製品を守っていこうとするなら、固執《こしつ》も重要なことであるが、革新的なものを生み出す場合、社長のその効率だけを追求して最適化された思考は、画期的なものを生み出しにくくなる。これはその会社の製品に関係してくる。例えばバイオリンのようにもうすでに改良の余地がないとされるものは、固執が重要な要素になるが、常に新しい商品開発をしていかないといけない家電メーカーなどでは障害になってしまう。

地方の活性化で大きく成功したものは、外からの視点が活かされているものだろう。

一時期スキー客でごったがえした苗場《なえば》など、日本人はほとんど興味を失っていたが、海外からの旅行者が雪の質のよさに感動して、いまでは外国人がこぞって苗場に来ている。見慣れてしまった風景、環境の中から新しいものを見いだすのは非常に難しいことだ。

またさらに難しくするのは、社長の成功体験のようなもので、昔これでうまくいったという思考が、新しい発想を抑えてしまう。

新商品を生み出すには、やはり部外者のアイデアを認め活かす技術が必要になってくる。新しいアイデアが出ない状況も、完成された思考回路が邪魔をしているわけだ。

そういった状況を打ち破る一番簡単な方法は、新しい人材を求めて、その人の能力を信じることであろう。

JR九州がクルーズトレイン「ななつ星」という超高級列車を走らせて成功している。従来の考え方ならこんな運賃の高い列車はだれも乗らないだろうと思うはずだ。それが、完成してしまった脳の神経回路の思考であり、もっと安価に設定すべきであろうと思うのが普通だ。しかし、今では「ななつ星」は予約が取れないほどの人気である。

列車に乗る側も想像できなかった、新しい価値を作り出すことに意味がある。過去に固執する脳では決して出てこないアイデアであろう。

最大の問題は、自分の思考が同じような思考回路に陥っていることに気がつけないことだ。これは周囲からのアドバイスがなければ無理というものだ。アドバイスを聞く耳と、アドバイスをしてくれる部下がいるかどうかが鍵だ。

新しい発想の邪魔をする「脳の学習機能」

私たちは見えない〝規制〟の中で発想している。自分は自由な発想ができる、アイデアを出せると思っていても、やはりまったく知らない世界の発想で仕事はできないものだ。例えば、マンションのリノベーションの仕事において、キッチンの位置を工夫したり、対面式にしたりはできるだろう。しかし、自宅で料理もせず、コンビニとデリバリーで大丈夫という生活スタイルのお客に対して、設計者が「キッチンは必要ないからガス台を撤去する」という大胆な発想はしないものだ。

人は平均値で考え、従来からの仕事の延長、知っている範囲で工夫するということしかできないからだ。つまり「思考の習慣化」とも言えることが起きる。これが起きてしまうと、大胆で画期的な発想ができないのは、当然とも言える。

脳は、同じ刺激を受けることによって神経細胞ネットワークをつくりだす。それが次第に情報処理の効率化を図《はか》り、最終的には無意識のうちに処理できるようになる。

分かりやすい例は、ゴルフのスイングである。練習を続けることによって、スイングのプログラムが脳にできあがっていき、初めは肩の位置やグリップなどを気にしているが、最後は無意識にスイングできるようになる。つまり、学習が完成するのだ。

しかし、こうやって一度できあがってしまったスイングを変えることは非常に難しい。より上手になろうとすると、スイングの改造に非常に時間がかかってしまう。これは脳の持つ機能であるが、欠点でもある。学習効果によってできあがった脳内プログラムが仇《あだ》となって、さらなる進歩を邪魔するのだ。発想も同じで、習慣的な発想を続けていれば、それを打ち破ることがいかに難しいか分かるはずだ。

では、どうすれば画期的な発想ができるのだろうか。

(1) 外部からの発想を取り入れる

町おこしの問題点は、町内の仲間が集まっていくら思いを巡らせても、ありきたりのものしか思いつかないということだ。日本の観光地の多くが、外国人によってその良さを発見されている。日本アルプスは1896（明治29）年にウォルター・ウェストンがイギリスへ紹介したことで、逆に日本人がその良さに気付くことになった。軽井沢《かるいざわ》も避暑地として1886年にアレクサンダー・クロフト・ショーが友人に紹介したことから、次第に知られることになる。町おこしや地域おこしでは結局、外からの視点が重要になってくる。内部からの発想には限界があると考えるべきだろうし、外からの意見を取り入れる柔軟性が必要になる。

(2) 異業種の発想を利用する

日本における白物《しろもの》家電のデザイン性の悪さを指摘してきたのは、建築家だった。「ユーザーは機能を重視する」というのが家電を作る側の従来の視点だったが、その延長線上では「キッチンに収まる〝洗濯機〟」という発想は出てこない。「洗面所でもキッチンでも美しく、出っ張りのないスッキリしたデザイン」という洗濯機は、作る側の発想からは出てこないのだ。異業種の意見を取り入れる勇気があるかどうかだろう。

(3) 自らは発想できないと理解すること

会議でいくら考えても、画期的な発想にたどり着くことはまずできない。自分の習慣的な思考プログラムから、全く新しいアイデアは出てこないものだと理解することが重要である。習慣的になった脳の回路からは、画一的なものしか出てこないことを、まずは認めるべきだろう。

(4)〝思考の習慣化〟のスイッチを入れないようにする

会議室では新しい発想ができないと言われるように、まさに会議室に行くという行動自体が同じような発想を誘《おび》く。場所や雰囲気を変えて会議するのは想像以上に重要なことだ。リラックスするために飲み物を飲みながらというパターン化された行動が、やはり習慣的な思考のスイッチを入れてしまう。思考の習慣化を促すような行動・感覚的な刺激を防ぐことが、新しい思考を可能にするための一歩となる。

大手企業の収益が次々に悪化した。シャープ、パナソニック、三菱自動車、理由はそれぞれ違うが、革新的な新しい発想の商品が出ていないことは事実である。

ダイソンが全く新しいスタイルのドライヤーを出したが、従来の家電メーカーの発想からは決して出てこないものだった。風を送るという根本的な部分の開発から行ったわけだから、改良という発想からは、まったく新しい商品が出てこないことがわかる。

成功例があればあるほどそのループする思考回路からは同じようなものしか出てこない。少なくとも同じ思考回路ループに入ってしまっていることに気がつくべきだろう。

刺激を与えて脳をリセットする

私たちは常に同じような方法で行動したり、考えてしまうものだが、それは脳にできあがったいつもの回路を使うことによって、効率よく情報処理（仕事）ができるからだ。だから仕事を早く片づけるためには良いが、新しい発想を出すことは難しくなってしまう。時には脳のリセットが必要になってくる。

いつも仕事のことで脳がいっぱいになっているなら、それを忘れる必要があるが、意識して忘れることは難しい。別なことに集中することで、その時間だけは仕事から一切逃れることができる。

いつも忙しいと言っている人は結局常に仕事のことが脳の中を巡っていて、それを切り離す時間がないのだ。

「忙しい人はいつも忙しい」何か仕事をやり遂《と》げても、結局次の仕事のことが脳を過《よ》ぎって、また忙しいと思ってしまう。

まさにリセットが下手《へた》な人は常に忙しいを連発してしまうのだ。

リセットの基本は仕事以外の自分の好きなことをやってみることだ。音楽を聴く、絵を描くことなどに没頭するのが重要だ。そんな無駄な時間がもったいないと思うのではなく、その別のことに集中している時間が非常に有効なのだ。

没頭できる時間をいかにすぐに作れるかが、脳のリセットの効率を上げる方法でもある。

最近ではネットフリックやフルというネット配信のサイトから、定額制で海外ドラマが見放題となり、ますます自由な時間に見られるようになった。

最近の海外のテレビドラマはハリウッドスターまでが主役となり、とにかく飽きさせない展開が多く、見始めると思わず引き込まれて見続けてしまう。

ドラマの展開や会話のおもしろさに加え、意外に仕事で使えそうなアイデアに気付くことも多い。文字や数字を扱っていることが多い脳だからこそ、映像的な右脳刺激は脳のリセットにぴったりである。最新のテレビドラマを知っていれば、若い部下たちの話にもついていけるようになるかもしれない。

右脳刺激のための映像を楽しむ、これはリセットの基本でもある。

定年と同時に靴とスーツを捨ててしまえという意見がある。これは定年後に以前の生活を引きずらないようにするために、まさにリセットする手段なのだ。いつもスーツを着ているると、あまりおしゃれや個性的な服装には興味がなくなってしまうが、ちょっとした休みの時こそ、おしゃれをして外観から脳を刺激してみてはどうだろうか。見た目を変えることが意外に大きな変化をもたらす可能性がある。特に髪型を変えることは、まさに別人のような雰囲気を醸《かも》し出すので、それだけで十分にリセット可能だ。

見た目のリセットは脳の働きまで影響してくるのだ。

海外の作家は1年間休み、1年間は作品のための取材をし、1年間かけて書くという。つまり3年で一作というパターンで仕事をするのだ。これは初版部数の少ない日本の作家では無理だが、やはり1年間休むというリセットの時間を入れているのが注目するところだ。

そんな時、多くの作家は旅に出るが特別な目的があるわけではない。そこが重要なのだ。どこか仕事に結びつけようという旅では、自由な発想やアイデアを作るのに役立たない。新鮮な刺激を受けるなら、目的のないただの観光旅行で良いのだ。4日間でも3日間でも良いので、少し長めの旅に出てみよう。

旅に出れば普段の肩書きなど関係なく、周囲が迎えてくれるはずだ。自分の肩書きを一時的に忘れて、見知らぬ世界へ行ってみることが大切だ。いかにいまの肩書きに縛られてしまい、発想まで制限されているか気がつくだろう。

脳のリセットとは、何もしないでぼんやりしていれば良いのではなく、いつもとは違う刺激を脳に与えていくことで実現するのだ。

自分の肩書きを捨てる時間ができれば、本当の意味でのリセットが可能になる。

途中でやめると脳は仕事をしたがる

あと少しで仕事が終わるからがんばろうと思うのが普通だ。人は物事を完全に終わらせることが達成感を得るので、ある種の快感となっている。

だからあえて仕事をもう少しやれば終わるのに、手前でやめてしまうというのはかなり勇気のいることだ。

テニスの錦織圭選手の試合を見ていると、準決勝くらいで力尽きてしまうケースが多い。その前の試合を楽に勝っていても、急に別人のようになって負けてしまったりする。もちろん体力的な問題や怪我といったトラブルの影響があるかもしれないが、それとは別の要因もあるかもしれない。

人はある目的に向かっているときは気力も意欲も持続しているが、それを完遂《かんすい》したとき、一気にやる気を失ってしまい、次の仕事への意欲がなかなか出てこなくなる。そこには脳の重要な働きが影響している。

もう少し長い視点で見ても、若くして成功すると、その後の人生に目標を持てなくなってしまう場合が多い。オリンピックで10代のときに金メダルを取ったり、若い時に大成功したアーティストなどにそういった傾向がある。これらの原因は、意欲に関係する脳内ドーパミンの枯渇である。やり遂げ、成功を得ることで脳内ドーパミンが失われ、その後の意欲が湧かなくなるのだ。

これだけはやってしまおう、あるいは今日中にこれを終えようと思って懸命に仕事をした翌日は、次の仕事に集中できるようになるまでに時間がかかってしまう。やり遂げた後の疲労感が強く出たり、意欲が湧かないからだ。

〝やる気物質〟である脳内ドーパミンを持続的に出すには工夫が必要だ。例えば、今日中に終わりそうな仕事であっても意識的に途中でやめてしまうと良い。残り2割くらいで仕事をやめる勇気が必要になるが、そうすれば翌日もまだ意欲は持続していて、朝からすんなり仕事に入れる。ドーパミンを枯渇させないことこそが「8割仕事術」というものだ。

錦織選手の試合を考えれば、4大大会で優勝するには、その前の大会は適当に途中で負けていく必要があるのではないか。メジャー大会の前の大会で全力を出し切ってしまえば、気力もなかなか湧いてこないというわけだ。勇気ある敗退こそ、メジャーで優勝する秘訣かもしれない。全戦全勝でいく必要はないのだ。

仕事もまったく同じこと。全部うまくやろうとするのは、なかなか難しい。大きな仕事をしたいなら、別な仕事で力を抜く、どこかで放り投げてしまう。そんな勇気が必要だろう。

秋元康氏の名言に、「10戦10勝を目指すのではなく、『5勝4敗1引き分け』でいい。そう思ったら自分自身がとても楽になりました」というものがある。まさに負けることが大勝利への道というわけだ。多くの仕事を手がける人は、そういった仕事術を無意識のうちに身につけている。

一気に仕事をやり遂げることは、長い目で見ればけっしてプラスにはならない。短期決戦型であればいいが、人生は長くなった。男性の平均寿命も80歳を超えてきた。いま60歳なら、実際にはあと20年以上の人生がある。長い人生の戦いで考えるなら、継続して仕事への意欲を保つことが重要になる。

短期的にも8割仕事術は有効であるが、長い人生全体を考えても、これで終わったという瞬間を持たないことである。元々、人間の脳にはそういった意欲を持続させる仕組みができているのだが、仕事に区切りがつくことで達成感という快感を得てしまうと、なかなか次の意欲を作り出せなくなってしまう。やり遂げることに危険があるのだ。

負けること、やめてしまうこと――実はこれが脳にとって、最大の意欲を作り出す仕組みとも言える。

脳活性の近道、NEATとは何か

ウォーキングは健康の基本になってきた。いろいろなメリットもわかってきている。しかし、日常生活の中にウォーキングを取り入れて継続していくことはなかなかできないことだ。ウォーキングまでできないにしても、もっと簡単にできることは、まずは立ち上がることだ。座っている時間が長いと体に悪いという研究がよく見られるようになった。長く座っていることは、喫煙と同じくらいのリスクになると指摘する研究者もいる。現代人の生活では、寝ている時間より座っている時間のほうが長いので、それが健康を害してしまうというわけだ。

1時間座っていると、脂肪を燃焼する酵素の生成率が9割近く低下する。つまり肥満になりやすくなる。さらにHDL（善玉コレステロール）も低下してしまうのだ。座っていること＝運動不足の状態を維持していることになる。

別の研究によれば、テレビを見る時間が1時間増えるごとに死亡リスクが11％上昇するという。フィンランド保健省は、たまに立ってご飯を食べることや、歩きながら新聞を読み、コーヒーを飲むように推奨している。実際、イタリアのカフェを見ていると、エスプレッソをカウンターで立ち飲みし、新聞を読んでいる。健康のためにというより、それは習慣なのかもしれないが。座りっぱなしより、立ったり座ったりをしていると、1日で約350キロカロリーのエネルギーを消費する。これは茶碗1杯半のごはんにあたるエネルギーを消費する計算になる。これを続ければダイエットにもつながっていくはずである。

仕事でずっと立っていることはできないだろうが、せめて1時間に1回は立ち上がって少し歩いてみるくらいの努力は必要だろう。ずっと立っているのではなく、時々立ち上がる健康法のほうが現実的ではないだろうか。

こういう考え方は、実は以前から指摘されている。運動する時間がない人は、「NEAT（Non-Exercise Activity Thermogenesis：非運動性活動熱産生）」を増やせばいいという理論だ。わかりやすく言えば、NEATとは日常の生活活動で消費されるエネルギーのことだ。掃除をする、歯を磨く、新聞を取りに行くなど、日常生活の中でできるだけ体を動かし、それでエネルギーを消費しようとするものだ。

立っているということでもエネルギーを使うし、メタボの予防にもなる。実際にそれによって糖尿病を防ぐことができるという研究結果もある。

脳にとって立つことによるメリットはあるだろうか。脳へ行く血流は自動調節能と呼ばれる仕組みがあり、立ち上がったときに脳の血流が低下することを防ぐようにできている。

健康な人の場合、この機能によって立ち上がっても脳血流が減らず、めまいがすることはないが、動脈硬化などが進んでいると脳への血流が一時的に減ってしまい、めまいなどが起こる。逆に立つことで、こういう脳の機能を刺激して、正常に保っていく必要はある。寝たきりが脳によくないのは、この機能が低下していくこともひとつの原因だ。

立ち上がればすぐに交感神経が刺激されて、脳の活動性も上がる。軽度の緊張状態となるからだ。理論的には立って会議をしたほうが脳の活動性が高くなるので、アイデアも出やすくなるはずである。脳のためにも、健康のためにも、会議が行き詰まりアイデアが出ないというなら一同、立ち上がって会議をするのもいいかもしれない。

うまい説明は相手の「左側」に「一枚の図」

プレゼンテーションではパワーポイントが当たり前のように使われている。それはなぜだろうか。話だけではわかりにくく図にすれば一目瞭然だからだろうが、それには脳の仕組みが大きく関わっている。

図が重要という意味を、脳科学の視点から考えてみよう。例えば、家の設計図を文字で表すのは非常に大変であるし、文字から家の立体的な構造を想像することは難しい。一方、一枚の設計図を見せれば、家の感じは即座に理解でき、立体的な思考も可能になる。

人間の脳は視覚情報処理を非常に進化させてきた。そのほうが圧倒的に情報処理が早くなるからだ。くどくど言葉で説明を受けるより、一枚の図が有効なのは当然とも言える。

それは理解させることが早いだけでなく、印象付けることにも有効だ。文字による記憶より、映像的な記憶のほうが強く残る。

実はこれは普段私たちが使っている記憶でもある。

鍵の置き場所は下駄箱《げたばこ》の上、重要なものは机の右の引き出しとか、物の記憶に映像的な記憶と組み合わせて覚えているのだ。

そのほうが思い出すときに圧倒的に思い出しやすく、映像的な記憶は忘れることはないからである。

さらに日本人の脳の特徴として、映像的な処理に慣れているということがある。アニメの世界がまさにそうだろう。これだけアニメがあふれている国は日本しかない。日本人は元々、映像を読み解くことが得意な脳を持っているのだ。

それが仕事になると言葉ばかりに頼ったり、文章で表現できるほうが能力的に優れていると考えてしまいがちである。しかし、実際には図のほうが説得力もあるし、図から学ぶ習慣のある日本人には、文字より図のほうが向いているのだ。

日本人が図説を得意とすることを裏付けるようなデータがある。日本の一級建築士の登録者数は29万人おり、人口比率では世界一なのだ。得意なのだから、図説を使わない手はない。

それにしては日本のテレビドラマなどはくどい台詞が多く、顔の演技や動作でそれを表現することができないのは、不思議であるが。

図説と言っても、上手な図を描く必要はない。上手な線で描くと意外と見慣れたものになってしまう。見慣れたものは脳にとって刺激が少ないので、印象に残りにくいのだ。下手な線で描いたほうが、かえって印象が強くなり、アピールできるはずだ。下手でもいいので自分で描いてみる。この姿勢が大切だ。

図を印象付けるには、左に置く。これは脳の中の画像処理の問題である。左側に見える画像情報は、脳の中では画像処理の中枢である右脳に直接入っていくが、右側に見える画像は、いったん左脳に入ってから右脳に入るので、少し情報処理が遅れてしまうのだ。だから図を印象づけるには、相手の左側に持っていくべきだ。無意識のうちに左側に見えるものを優先してしまうのも、脳の仕組みによる。一枚の書類上であれば、左側に図を配置したほうが印象は強くなるのだ。

簡略化は自分のためでもある。分かりにくい説明を一つの図にする努力をすると、文字から図形へ変換しなければならず、自分なりの理解と簡略化が必要になってくる。情報を簡略化して描けるということは、重要な要因を選択していることになって、それが深い理解を生み出す。

他人に説明するとき、自分なりに理解をしていなければ、図にすることもできない。文字でメモしたことを一枚の図にする習慣を身に付ければ、自分のためにもなるし、他人への説明もうまくなるはずだ。

プレゼンにパワーポイントが当たり前に使われている今だからこそ、図を活かすプレゼンが必要であり、有効なのだ。

「忘れない記憶」を刻むスピーチ力

人前で話をするとき、いかにその内容を伝えれば良いだろうか。

最近はパワーポイントでのプレゼンテーションなどが多くて、図などが必要な講演では有効なのだろうが、話を聞くという視点からは映像優先になってしまい、講演ということとはかけ離れてしまう危険がある。

「TED」というプレゼンテーションの番組を見ていると、やはり画像はあくまで補助的な役目であって、講演そのものは、本人だけがしゃべっていく。

やはり熱意を伝えるにはそのほうが迫力を感じてしまう。

それでも、パワーポイントを使ってプレゼンテーションをしたほうが楽ということもあって、安易に画像を使ってしまうと、最も大切である講師の熱意を伝えにくくなってしまうのだ。

講演は聴く側の脳の特徴を活かしていく必要がある。私自身、年間30回から40回くらいの講演をしている。昔は人前でしゃべるのが苦手だったが、聴き手の脳の働きを考慮するようになって、いまや聴衆が多いほど、しゃべっていることが楽しく感じられるようになった。

医学部での講義を10年くらいやって、そこで基本的な講義の仕方に慣れ、次第に講演のテクニックも学んだ。現在は認知症や脳活性についての講演を全国で行っているが、その講演方法はやはり脳の特徴を活かして行っている。

落語でいうマクラは導入部分のことで、重要な意味を持つ。講演において聴く側というものは、始めに緊張感を持っている。まず、これをリラックスさせることが必要である。緊張感を持って聴いている場合、共感や感動を生み出しにくくなる。本題に入る前にリラックスさせることで、聴く側の脳をより柔軟にすると、イメージが膨らみやすくなる。

私の印象に残っている名マクラは、ある漫談家のもの。まだ森繁久彌さんがお元気だった頃、「いま、連絡がきまして、入院療養中の森繁久弥さんが……病院で看護師さんと家族に見守られて昼食を取りました」というネタだった。一瞬、不幸があったのかと緊張させて、笑わせてしまうその落差こそが、マクラとして非常に効果のあるものだった。

1時間の講演であれば、始めの10分くらい（初頭効果）と、終わりの10分くらい（新近効果）を記憶していて、真ん中のことは記憶に残りにくくなるのが記憶の特徴だ。それは個々人の能力差というより、普通のことである。

だから、スピーチで長々と説教のようなことをやっても、聴衆の記憶には残りづらい。導入部分の時間と終わり頃の時間に、集中して自分の思いを何度も強調するべきだろう。

ユーモアはスピーチに不可欠の要素である。研修であろうと、教育であろうと、そこに笑いがないと、退屈なスピーチだと思われてしまう。優秀な研究者であろうと、自分の思いだけでは、相手の心を揺さぶることは難しい。

笑いは一種の共感である。同じように面白いと感じたから笑うのであって、笑いがあることは、いまの自分のスピーチが受け入れられているということでもある。

私自身、笑いの要素を10分おきくらいに入れることを意識的に行っている。また、聴衆の反応でどこか眠くなっているような雰囲気があれば、覚醒《かくせい》させる意味でも笑えるような話を入れるようにしている。

熱い自分の思いをいくらしゃべっても、相手の気持ちを共感させなければ、退屈な説教で終わってしまう。何しろ、内容の正しさ以上に退屈かどうかに左右されるのが現代人の感覚だ。

客観的な事実だけをしゃべるなら本を読めばいいわけで、わざわざスピーチを聴く必要もない。そう判断されるのが昨今だ。やはり実体験からくるエピソードこそ、共感できるし、話に嘘がないのだ。

わかりやすいエピソードを必ずスピーチには入れていくべきだろう。医療であれば、実際の患者さんの話を聞くとイメージしやすくなる。イメージさせることは右脳を刺激できるので、それ自体が記憶に残りやすくなる。

スピーチの終わり頃には、必ずまとめを入れるべきである。これにより記憶はチェックされ、強調によって印象づけられ、忘れない記憶にしていくことができる。

スピーチの場合、聴く側が面白かったと感じるだけで終わっては意味がない。その人の行動が変わるくらいのインパクトが欲しい。そのためにも、行動に結びつくような要点を3つくらい絞り込んで、最後のまとめを話すとよい。

ノーベル賞をとる脳とれない脳の違い

脳というと神経細胞だけが問題にされるが、実は最近、脳の神経細胞を補佐する役目であるグリア細胞も脳の機能に影響することがわかってきた。

グリア細胞が実は脳の機能そのもの、つまり頭の良さにも関係しているようなのだ。ここ数年日本人がノーベル賞を連続で受賞している。その授賞式などを見ていると、あらためてノーベル賞の影響の大きさを感じる。脳科学的にみて、ノーベル賞をとる人の脳は他の人とはどこが違うのか、気になるところである。

ノーベル賞を受賞した人の脳には特徴があるのだろうか。アインシュタインの脳は病理学的にかなり研究され、脳の重量や神経細胞の数は一般的な脳と同じであるが、前述したグリア細胞と呼ばれる脳の神経細胞をサポートする細胞が多いという報告がある。つまり脳の中で神経細胞を活性化させる環境が素晴らしかったということだ。

また、都市伝説のように言われているが、実際にノーベル賞受賞者は左利きが多い。左利きということはその命令を出す右脳が発達していると考えるのが普通だ。そのために右脳的な直感能力、あるいはものごとを徹底的に追求する右脳的な脳の使い方ができる脳と言える。追求型の脳こそ、研究者にふさわしい脳と言えるだろう。

新しいアイデアを出せる脳はやはり右脳の機能が優れていないとだめであろう。

そしてノーベル賞受賞者には男性が多い。これは男女の能力の違いより、一般的には女性が研究者になりにくい環境も影響していると考えられる。しかし脳科学の視点からは、徹底的に何かを追求していく右脳的な脳の使い方は男性に向いているので、それも十分に影響しているだろう。

もうひとつ重要なことがある。青色ＬＥＤの研究でノーベル賞を受賞した3人の研究者、２０１５年には生理学・医学賞に大村智・北里大学特別栄誉教授、物理学賞に梶田隆章・東京大学宇宙線研究所所長が受賞している。

こういった受賞者に共通なことは、愚直《ぐちょく》とも言えるくらいに、とにかく研究を続けたことが研究の成功につながっている。

先読みばかりして理論先行では、無駄なことは避け、効率のいい研究や、将来性が見込める研究を選択するだろう。

手間ばかりかかって効率の悪い研究を避けてしまう論理思考が強い脳は、画期的な発見はしにくい。自分の直感を信じて研究を続けることが、最終的には結果を出したのだ。

皆が諦《あきら》めた方法をさらに続けていくというのは愚直とも言えるが、そういった無駄で遠回りな行動を恐れないのも、右脳的な脳の特徴である。

さらに重要なことがある。アインシュタインの脳ではグリア細胞という脳神経細胞を支える細胞が多いと述べたが、同じように研究自体を支える、あるいは余裕を持って見守る研究環境が非常に重要な意味を持ってくる。目先の成果だけでなく、長期的な視点で結果をすぐに求めない環境が揃《そろ》っていなければ、画期的なものは出てこないだろう。

企業が短期的な結果を求め過ぎてしまうために、長期的にみれば新しいことはでにくくなる。

企業経営者、大学であれば研究の責任者は、目先の結果にとらわれない楽観的な脳が必要になってくる。

偶然の出来事を、自分の研究に活かせる（幸運に変える）力をセレンディピティというが、ノーベル賞の多くの発見は、まさにセレンディピティによるものが多い。

青色LEDの研究でも、偶然、炉《ろ》が壊れたことによって、思ってもいなかった成果が見つかった。

成功につながる失敗や偶然を発見できるまで研究が続けられる環境を持てること、自分の直感を信じて突き進める能力を持つことが、ノーベル賞をとる脳ということだろう。自分の直感を信じられることも、ある種の才能と呼べる。論理思考では決して解決できないことを、直感だけで進めていくのは勇気がいることだ。企業の責任者であれば、その直感を信じることはさらに難しいかもしれない。

しかし、それができるかどうかがセレンディピティにつながっていくのだ。

二 章

何歳になっても
ダメにならない脳

——脳がよみがえる11の片づけ

脳の仕組みはそもそもクラウド的だ

かつてマーシャル・マクルーハン（文明批判家）が、人間の記憶は将来、外へ出ていくだろうと予測した。まさにその予測通り、現代では人間の多くの記憶が、スマホやインターネット上に置かれている。電話番号を記憶する必要もなくなり、曖昧《あいまい》な記憶であってもネット上の検索で、フルネーム、正しいつづり、必要な意味を探しだせてしまう。

以前は記憶が外に出るというと、自身の脳の機能が低下してしまうように予想された。ワープロなどを使うと「言葉を覚えなくなる」などと言われていた。しかし、実際にはパソコンでの文字入力によって、膨大な情報が生み出されることになった。小説にしても、パソコンを使って書かれるようになって長編が増えたと言われる。

漢字などを正確に記憶しなくていい、文章をつづりながら並べ替えが自由だということなどから、むしろ脳の中にそれだけ別なことを覚えられる余裕ができたと考えるべきだろう。つまり私たちの脳は、さらに使いやすくなっているということではないだろうか。

実は、これらの効率的な情報処理は脳の機能に似ている。脳において海馬《かいば》の神経細胞が新しく作られなくなると、いままで入ってきていた情報が神経細胞のネットワークを占有してしまい、新しい情報によって更新されなくなる。その結果、いまさっきの情報を脳に留めておくことができず、「もの忘れ」という症状になってしまう。最近では、もの忘れの原因がそこにあると考えられるようになった。

ならば、海馬の神経細胞にある古い情報を、睡眠中に大脳皮質の神経細胞ネットワークに送り込んで、海馬を空《から》にしておく必要がある。記憶すること、つまり大脳皮質へ情報を送り込んで海馬に余裕を持たせておくことが、もの忘れ防止になるというわけだ。

むろん、海馬に新しい神経細胞を作っていく必要もある。この二つのことをうまく実行してこそ、脳は常に情報をうまく処理できるようになる。

データのクラウド化は脳の記憶の仕組みに似ている。ネット上でのクラウド化というのは、自分のパソコンの情報をクラウドという記憶媒体へ送り込んで、自分のパソコンの記憶装置をできるだけ軽くしておこうということだ。

これは脳の持つ記憶の仕組みに非常に近いように思う。あらゆる情報を手元に置いておきたいというのは、もはや意味のないことになってきた。意味がないというより、限られたパソコンの機能をより発揮させるためにも、情報の一部はパソコンから切り離して使ったほうがいい。むしろ脳の記憶の例を考えれば、いつでも記憶情報にアクセスできることが重要である、その記憶情報がしっかりとセキュリティで固められているということも重要になってくる。一方、手元に膨大な情報を置いておくだけでアクセスが良くなるというわけでもない。また、手元ということにこだわれば、自宅など特定のスペースだけが便利で、他の場所ではその情報にアクセスすることができない、などということもある。

パソコンは脳と違って疲れないと思われてきたのだが、実際にはパソコンを使い込んでいくと、起動や情報処理が遅くなってくるのが実感できる。様々なデータが入り込むことで、パソコンの機能が十分に発揮できなくなってくるのだ。

どんなにスペックが高くても、脳もパソコンも情報が多くなってくると、うまく判断できなくなってきてしまう。これを避けるためには適宜《てきぎ》、手元に置き、適宜、外部の記憶装置へ任せてしまうことが、どちらにとっても重要というわけだ。

何歳になってもダメにならない脳

男性であろうと女性であろうと、年齢的な変化は起きてくる。肉体的、精神的な機能の低下である。

ただ男性のほうが、精神面での能力の低下が目立つように感じるのはなぜであろうか。

とくに組織の上にいればいるほど、自分の年齢的な変化に気がつきやすいものだ。

どうして年齢的な変化でダメになっていくのであろうか。

ここで言う「ダメ」にはいろいろな意味がある。肉体的衰え、精神的な機能の低下、意欲の低下、いろいろな意味でダメになるという意味だ。無論、ダメにならない能力もあって、総合的な判断能力などは歳を取るほうが上がるとされる。

それほど大げさに考えなくとも、やはり若い頃に比べるとダメになったと感じる事は多いはずだ。そこで重要になってくるのは「テストステロン」と言われる男性ホルモンである。

テストステロンは脳の中では、エストロゲン（女性ホルモン）に変換されて様々な中枢作用を引き起こすことが最近の研究でわかってきている。

ホルモンと言うと、体の臓器に作用する物質と思ってしまうが、脳の中でも重要な役割を果たしている脳内物質でもある。他人に対して優位に立とうと思うのは、テストステロンの作用であり、さらに独占的、攻撃的な性格も作り出している。

もちろん性的な欲求が強くなるのもテストステロンの作用で、20歳をピークに次第にテストステロンは減ってきてしまう。男の更年期《こうねんき》という言い方もされるが、60歳くらいから歳を感じるというのは、テストステロンの減少が影響している。

しかし、60歳になっても意外に若い頃と同じような生き方を通している若々しい男性もいる。実は、その生き方に大きく影響を受けるのもテストステロンである。テストステロンは年齢や個人で分泌される濃度に差がある。遺伝的な要因は50％くらいと言われていて、生活習慣によってテストステロンを増やす事も可能なのだ。

それにはいくつかの方法がある。

(1) 有酸素運動

ウォーキングのような、息苦しくならない程度の速度が有酸素運動として有効だろう。

一般にウォーキングは脳を活性化したり、記憶力アップに作用するが、ここでも脳内のホルモンにもこういった運動が影響するのだ。

(2)筋トレ

肥満になるとテストステロンが減少する。筋トレによって筋肉を増やすと同時に、脂肪を減らせればテストステロンは増える。

有酸素運動だけでなく、無酸素運動である筋トレも必要なことがわかる。

(3)女性に会う機会を増やす

やはり異性からの刺激は重要である。年齢とともに若い人に会うチャンスが減ってしまうものだ。仲間内の飲み会だけではなく、若い女性が集まるパーティに無理をしてでも参加してみよう。

年齢ともに若い人に会うチャンスが減ってきてしまうが、若さを保つというのは、いかに若い人に会うチャンスがあるかである。

趣味を通していろいろな世代に人に会うチャンスを作るべきだろう。

(4) スポーツカーに乗る

スポーツカーに乗るとテストステロンが増えたという研究があり、外から見られるという意識がどうもプラスに働くようだ。スポーツカーのエンジン音がテストステロンを増やしたという研究もあるようで、ファミリーカーとか運転手付きの車では、ますますテストステロンを減らしてしまうかもしれない。

とくにフェラーリやマッセラティのエンジン音を女性が好むという研究もあり、どうもそういったスポーツカーのエンジン音は、人間の感性に大きく訴えてくるもののようである。

(5) 大豆製品を食べる

動物実験では、大豆を与えるとテストステロンが増えるという報告があり、健康食品でもある豆腐などは、やはり積極的に摂るべきだろう。

健康食品である大豆は、脳内ホルモンにも影響してくるのだ。

(6) 亜鉛

テストステロンを作るときに必要なものが亜鉛《あえん》。亜鉛の多い食品として、牡蛎《かき》、カシューナッツ、アーモンド、ホタテなど。ナッツ類は摂《と》りやすいので、普段から食べる習慣を持とう。

亜鉛欠乏により舌炎が起こることが有名であるが、脳の若さのためにも亜鉛摂取は重要であろう。

こうして考えてくると、テストステロンはいかに活動的な生活をしているかという事と関連性が強い。自分が歳だと思うと消極的な生活になって、悪循環の繰り返しになるという事だろう。しかし、生活習慣を変える事によって、脳の働きまで変える事が可能なのだ。

活動性の高い生活こそ、若さを保つことがわかってくる。あの人は年齢の割に若いというのは、それなりの環境を維持していることでもある。

「扁桃体」を活かした脳の「老人力」

「老人力」という概念を作り出した赤瀬川原平氏は、高齢者の「もの忘れ」のような老化現象を、むしろ「老人力がついてきた」とプラス思考へ変えた発想だった。

高齢になっていくことはどうもネガティブなイメージしか持てないが、脳科学的には歳を取ることでむしろ高まってくる能力もあるのだ。

一般的に記憶力は年齢とともに低下すると考えられているが、いろいろな記憶力のテストをしてみると、それほど若者と高齢者で差は大きくない。ただ、脳の情報処理に時間がかかるので、一定時間内に記憶力を使う作業がどうしても高齢者は苦手になるのだ。

単純に覚えるということを若者と比較すると思っている以上の差はない。つまり、赤瀬川氏が指摘しているのは頭の回転が遅くなったことを意味しているのであって、覚えること自体は高齢になっても努力さえすれば可能である。

頭の回転というのは、抽象的な表現であるが、脳の解剖学的な視点では、神経細胞の出力系の電線の役目をしている軸索《じくさく》と呼ばれる場所があるが、その周りにまとわりついて絶《ぜつ》縁体《えんたい》の役目をしている髄鞘《ずいしょう》の細胞が壊れてきて、電線の中を伝わる速度が遅くなるために、脳の働きが遅くなるのが、老化してきた脳の姿である。

しかし、働きが遅くなったとしても記憶力は十分に保たれているのだ。

事実、円周率の暗記では、原口證氏が64歳にして101,031桁《けた》の世界記録を打ち立てた。年齢に関係なく、時間をかけて覚えるということであれば、若者にも負けないのだ。むしろ、そのように暗記していく執念のようなものこそが、本当の老人力なのかもしれない。

悲しい、うれしいなど、感情が強く動かされたとき、脳の扁桃体《へんとうたい》という場所が興奮する。扁桃体が反応したときの記憶は、すぐに忘れない長期記憶となる。この記憶は年齢に関係なく忘れないものになる。だから、なかなか覚えられないと思うときは、心からうれしい、悲しいという感情を伴《ともな》うようにすれば、年齢に関係なく記憶される。

心が動かされるようなものを常に求めていくべきだろう。超一流の演奏を聴くとか、有名シェフの料理を食べてみることで脳を刺激し、新しい知識や経験にしていくことができるのだ。

豊かな感性があれば、むしろ年齢がいかないと理解できない感動もあるはずだ。そこで老人力が発揮できるというわけだ。

経験や学習を重ねていけば、若者よりも知的な能力が上がっていくはずだ。それを「結晶性能力」と言う。時間をかけて経験しないとアップしない能力であるから、高齢者にとっては有利になる。芸術家などは常に結晶性能力に磨きをかけているようなものなので、晩年になって優れた作品を残すことも多い。

もちろん、会社経営者なども仕事での経験や知識を積み重ねることにより、結晶性能力に基づく総合判断力は年齢が高くなっても衰えることはない。だから会社の重要な判断ができるのは会長や社長ということになる。

そこで重要なことは、常に現役で学習していく努力を怠らないことだろう。本来の意味から言えば、この総合判断能力こそ老人力と呼ぶべきなのかもしれない。

歳を取ると怒りっぽくなると一般的には思われているが、感情に関係する脳の扁桃体という部位の反応を見ると、高齢になると否定的なことには反応が少なくなり、むしろ前向きで明るいことにはより反応しやすくなる。つまり、嫌なことには目をつむり、楽しいことに目を向けるようになるのだ。

怒りっぽいというのは、前頭葉《ぜんとうよう》の働きが衰えて感情の抑制が効きにくくなるせいかもしれないが、一方で楽観的になれるというのも老人力の一つだろう。楽観的になることで早くストレス解消できるようになり、脳へのダメージを減らすことができる。多くのストレスに耐えてくることにより、他人の悩みを聞いてあげることができるのも老人力のひとつであろう。

脳は年齢とともに機能を失っていくのではなく、歳を重ねたほうが有利なところも多い。若者に常に負けるわけではないのだ。

脳を片づけてセロトニンを増やす

脳内の清掃とは、同じようなことばかりしている脳の中を整理して、新しい刺激に反応する脳を作ることである。それが老化防止にもつながっていくのだ。しかし、いまだに認知症の確実な予防法というのはない。

つまり、これだけをやれば認知症にならず、脳の老化も防げるという方法は存在しない。少し前に流行した、簡単な漢字の問題や計算を解くといった脳ドリルなどは、最近の研究では、効果はないとする論文が多い。

それでも、これをやったほうが良いということは多い。その中でも、脳科学者の共通した意見は、新しい体験が脳を活性化するということだ。ところが新しい経験を続けていくことは年齢を重ねるほど難しくなる。旅行は有効だがずっと旅を続けるわけにもいかない。

では、現時点でできる限り認知症発症の可能性を下げ、脳を若返らせる方法はなんであろうか。それは運動である。

運動といっても様々な種類がある。極論を言えば、体を動かすことであれば何でもいいということになる。ジョギングからランニング、エアロビクス、体操など様々なものを有効とする研究が多い。まったく体を動かさない生活より、とにかく体を動かすことが重要なのだ。

しかし、ここで重要なことは継続することである。何も運動していない人が一気に過激な運動をしても長続きはしない。手軽にすぐできる運動を考えるなら、ウォーキングが現実的ではないだろうか。通勤で駅構内を歩く、ゴルフコースを歩くなど、とにかく歩くことを増やす努力が必要である。車でしか移動しないということであれば、やはり頑張って1日30分以上のウォーキングをすべきである。

中年期以降で、軽く汗をかく程度の運動を週2回以上、20〜30分間程度行うと、アルツハイマー型認知症のリスクが1/3に減ったという報告がある。65歳以上で週3回以上の運動（1日15分以上のウォーキング、サイクリング、体操、水泳など）を行っていた人は、認知症発症率が0・62倍にまで低下するという結果もある。つまり少なくとも、運動をしないよりも、する方が認知症になる確率が減っていくことは間違いないようだ。

運動によってアルツハイマー型認知症の原因である脳の中のゴミのような物質アミロイドβタンパクの沈着を低下させることが分かってきた。運動によって脳内の掃除をするという感じであろう。また、1年間の運動で記憶の機能に関係する海馬が大きくなったという報告もある。

高齢者の海馬は、何もしなければ1年間で約1%程度縮んでいく。それが運動によって約2%増大したという研究もあり、運動で1～2年の若返りが可能ということだろう。

運動によって様々な脳内物質も増えることが分かっている。例えばBDNF（脳由来神経栄養因子）が増えることはよく知られた事実である。この物質は脳の神経細胞を育てるタンパク質となって神経細胞の細胞分裂を活性化し、新しい神経細胞を作り出す元になるのだ。また、運動により脳内のセロトニンが増える。セロトニンが増えることで精神の安定性を生み出し、前向きになり、うつ病にかかりにくくなる。もちろん、脳を元気にしておくには生活習慣病の予防、禁煙などは確実にしておく必要がある。そこからさらに脳の若返りと認知症予防を考えるなら、やはり歩くしかないということだろう。

今日からまずは20分、余計に歩いてみてはどうだろうか。効果は必ず出てくるはずだ。

脳のキレを取り戻すワーキングメモリーの鍛え方

脳の老化として自覚するひとつの症状は、脳のキレが悪くなったと感じることではないだろうか。若い時なら、すぐに決断できたり、同時にいろいろなことができていたのに、どうも時間がかかってしまう、そんな感じを次第に持つようになるものだ。

もの忘れと同じように、この脳のキレもやはり脳の一部の機能の低下によって起きてくる。脳のキレというのは、脳の記憶の重要な機能であるワーキングメモリーの機能の低下が関係していると考えられる。

何も努力しなければ、年齢とともに確実にワーキングメモリーの機能は低下していく。脳のキレを保つには、ワーキングメモリーの機能を維持しておく必要があるのだ。

記憶は時間で区切ってみると、今さっきというような短い時間の記憶である短期記憶と、昔のことを覚えている長期記憶があるが、ワーキングメモリーはそのどちらでもない。

ワーキングメモリーとは、何か目的を持って作業するときに使っている記憶であり、暗算でお金の計算をするときや、人と話をしているときにも使っている記憶機能である。日常の生活の中で意識することなく使っている記憶の機能である。

また、創造性のある思考をするときにもワーキングメモリーが使われる。

ワーキングメモリーの機能がしっかりしていると、幅広く、創造性ある思考が可能になる。機能が低下していると、狭い領域での思考になって、創造性ある思考ができなくなってしまう。そのために仕事をしていても、どうも最近いいアイデアが浮かばないということになってくる。

さらに、同時に物事を進めるときにもこれが重要で、年齢に伴って同時に物事が扱えず、一つずつでないと進められないといった場合には、このワーキングメモリーの機能が低下しているということになる。

お年寄りに同時に何かを頼むと混乱してしまうのも、このワーキングメモリーの機能低下が原因である。

ワーキングメモリーは前頭前野にあり、これを鍛えることが可能だと最近では考えられている。ワーキングメモリーは脳の中の黒板であり、それが年齢と共に小さくなってくる。

そのために、この黒板を大きく戻すような努力が必要になってくるのだ。

(1)新聞の短い記事を読んで、印象に残った単語を4つ挙げてみる

普通新聞を読んで記事の内容を理解することはできるが、ある程度記事の内容を記憶してしまえば、そこにどう書かれていたのか正確には記憶していないものだ。

文章を読解していく能力と、言葉の記憶という同時処理を行うことでワーキングメモリーを刺激することができる。これは意識しないと意外に難しいが、記事を読み終わったあと、キーワードになる単語を列挙してみよう。

(2)電車の中吊り広告を見て、そこに書かれている文章の単語を思い出してみる

満員電車の中で電車の中吊り広告を見ても、そこに書かれている内容は理解していても、どんな風に書かれていたのかはまず覚えていない。ワーキングメモリーは何気なく見ているだけで刺激できないのだ。

広告から目を離し、何が書いてあったか思い出し、そこに書かれていた印象に残った言葉を挙げてみる。

(3)人と話をするとき、相手の話を記憶するように聞いてみる

会話自体非常に脳を刺激するものであるが、どうしても男性の場合は自分の意見が言いたくなって、相手の言葉をしっかり聞いていないことが多い。

すぐにやたらと意見を言わず、まずは相手の話に集中し、そこから何かを記憶する練習を心がける。相手のキーワードとなるような単語を覚えるようにして、聞いてみよう。

(4) カラオケで新曲を覚えて、歌詞を見ないで歌えるようにする

いつもの歌では、いつものように歌詞を見ながら歌ってしまう。それでは何度歌ってもワーキングメモリーの刺激にならないので、歌詞を覚える練習をする。

とくに新曲の歌詞を思えてしまうというのは、ワーキングメモリーを刺激するには楽しみながらできるので、是非やってみたいことだ。

(5) 文章を読んだり、音楽を聴いたりするときにも、頭の中でイメージを作り出すようにする

文章をただ読むだけでは記憶に残りにくいので、できるだけイメージを作り出すことで、記憶しやすくすることが重要だ。

いい文章、いい音楽というのは、無理をしなくても相手にイメージを作り出すことができる。

名曲を聞いたり、名作を読んでいれば、自然にイメージを広げることができるはずだ。

普段はスマホを使って文字だけを追ってしまうような生活が多くなってきている。

しっかりイメージするという習慣を身につけていくべきだ。

(6)３つくらいの要素を記憶するようにする

出来事すべてを記憶するのは難しい。要素がたくさんある分、記憶することは難しくなる。３つの印象に残ることをまずは記憶してみよう。

あまり覚えようと努力しないでも３つの要素にわけて記憶すれば、忘れにくいものだ。

(7)楽しく記憶すること

ドーパミンが出ることで、さらに脳も元気になる。例えば、趣味の園芸の本を読みながら印象に残ることを記憶していく。楽しいと思うときが重要なのだ。

いやなことは脳に入ってこない、好きなこと楽しくできることが、脳をしっかり刺激して、それがワーキングメモリーをしっかり大きくすることになる。

〝目標設定〟が「やる気ホルモン」を刺激する

高齢者が通所する介護施設で、ギャンブルを取り入れて通所する人には好評のようだが、管理する国側としては、ギャンブルを介護に取り入れていいのか、問題にしている。それほどギャンブルは高齢になっても魅力を感じるものである。

ギャンブルに勝つ確率は種類によって異なるが、「当たる・外れる」で考えれば常に50%である。この50%という数字は非常に重要で、人間がもっともやる気がでる確率が50%なのだ。

あまりに目標が低ければ簡単に実現できてしまい、いつでもできると思えば、やる気は出てこない。また極端に目標が高いと最初から諦《あきら》めてしまい、真剣にやろうとしないし、むろん意欲もわかない。

〝大変であるが、努力すれば実現可能〟というのが50%の確率であり、この場合に最も「やる気ホルモン」とも言われるドーパミンが、脳内で分泌されることが分かっている。

ある程度、事を成し遂げて実績を残し、会社も順調に成長している。そんな状況になってくると、以前のようにわき出るような意欲を維持することはできなくなってしまう。そこそこ仕事をしたし、これからは若い者に任せるという考えが頭をよぎり始める。

そうなってしまうと、もはやバリバリ仕事できず、老け込んでいくばかりとなる。また、年齢とともに目標値が下がってきて「まあ、やればできるから」ということになり、仕事に向かう気持ちが薄れてきてしまう。すっかり目標を失ってしまった状態となる。

歌手の舟木一夫さんは若くして大スターとなったが、次第に自分の新曲が世間に受けなくなり、かなり悩んだという。しかし50歳を前にして「やはり自分が若かったときのヒット曲が同世代に受ける」ということを再認識し、コンサートでは新曲をいっさい歌わず、過去のヒット曲を歌うことにした。すると再び世間から賞賛を浴びることになったという。

ヒットした曲ばかりでなく、新曲を歌いたいと思うのは歌手の宿命なのかもしれない。しかし、その挑戦が時代を超えて世間に受け入れられ続けることは稀《まれ》だ。団塊《だんかい》世代に人気のあった多くの歌手は、舟木さんと同じように昔のヒット曲を歌うことで、自分たちの存在を再び認識しているようにみえる。これも実現可能な目標に切り替えることで、意欲を維持している典型なのではないだろうか。

私ごとであるが最近、京都の美術大学に入学した。入学といってもスマホで講義を聴講する通信教育である。医師としての仕事をしながらも、何か新しいことに挑戦したいと思っていたところで偶然、ネットでこの美術大学を見つけて入学した。

先日、京都で行われた入学式にも参加した。最高齢95歳の方もいた。入学はやさしいが、卒業するにはきちんとレポートを提出していかねばならず、大変だとは思っているが、私にとっては実現可能な目標を設定したと思っている。

ある程度の仕事をしてくれれば、そのまま同じペースでやっていけばいいと思うかもしれない。しかし、それでは本当の満足は得られない。人間は常に変化していくことによって快感を覚える。

自分の仕事とはまったく関係のない分野に、ちょっと挑戦してみてはどうだろうか。自分の視野も広がるし、新しい発見もある。無論、ちょっと面倒な努力も必要ではあるが、目標達成の快感を再び感じてみようではないか。

〝度忘れ〟を一瞬で回避するには

度忘れがあると、認知症になったのではないかと気になってしまうものだ。

思い出せないというのは本当にイライラするものだ。

ついさっきのことを思い出せないという〝もの忘れ〟もあれば、いつも使っているのにどうしてもその言葉が出てこないという〝度忘れ〟も年齢とともに多くなってくるものだ。

イライラするのは、度忘れだとわかっていながら言葉が出てこないという状態だろう。

この原因は、やはり脳機能の年齢的な衰えであることに間違いはない。しかし、その場ではそうも言っていられない。

さて、どうすれば良いのだろうか。

(1) 10秒間黙ってみる

度忘れすると、やはり焦《あせ》ってしまうものだ。いつも使っている言葉なのに、どうして出てこないのか。ボケてしまったのではないかなどと余計な心配までしてしまう。言葉を思い出すことよりもそっちの心配が強くなって、さらに思い出せないということになる。

度忘れした言葉は記憶から消えたわけではなく、うまく脳の記憶のネットワークから引き出せない状態にある。そんなとき焦って脳に緊張を与えてしまうと、さらにうまく思い出せない。

とにかく10秒間黙ってみよう。ただ黙っているのも難しいので、深呼吸するとか、時計を10秒間見つめるとか、冷静になるようにしてみよう。度忘れに焦りは禁物だ。

(2) その場から移動する

度忘れは脳の中で記憶を探る手順が誤っている状態とも言える。何度も同じように思い出そうとしても思い出したい言葉は出なくなる。

脳の切り替えが必要になるので、椅子《いす》に座っているなら立ち上がってコーヒーを飲みに行くなど、とにかくその場から動いてみることだ。体を動かすことで脳の切り替えができれば、普段の思い出し方に戻れるかもしれない。

(3) 関連することを10個言う

「あれなんだけどなあ、あれ」という状態は、目的とする記憶のネットワークには近づいているが、周辺の関連することを思い出しているだけの状態だ。その情報を総合した言葉にたどり着けないでいる。もっとたくさんの手がかりが必要な状況である。だから、もっと関連のある言葉をどんどん口にしてみれば、思い出せる回路に偶然、たどり着くかもしれない。

「あれ」と言わずに、関連する言葉をどんどん並べてみよう。

(4) まったく関係のないことを言う

度忘れの瞬間は気持ちが悪いものだ。「どうして思い出せないのかなあ」とその理由を考えてしまうと、ますます思い出せないものだ。

スパッと切り替えて、まったく別なことを相手に聞いたり、考えたりしよう。

あるいは、度忘れのときに思い出す別のことを決めておいても良い。2日前の昼間に何を食べたか思い出してみるのだ。思い出す脳の機能が別のことで使われてから再び思い出したいことを考えると、意外とすぐに出てくるものだ。

(5) 諦める

度忘れを気にしないことも重要だろう。思い出せないならば、「あれ」のままで終わらせて気にしないという選択もある。

つまり度忘れなど、年を取ってくれば当たり前のように起こることだと理解して、思い出せなかったこと自体を忘れてしまっても良い。1時間くらいして、ふと思い出すものだ。

年齢とともに脳機能の衰えは必ずやってくる。どんなに頭が切れる人でも起こるのだ。もちろん年齢的な脳の衰えを防止するには、新しい情報を脳に取り入れていくことが重要である。その一方で、度忘れを気にしないという潔《いさぎよ》さは、度忘れをネガティブなものにしない重要な考え方だろう。

いずれにしてももの忘れを完全に防ぐことはできない。多くのもの忘れは病的なものは少なく、年齢的な変化である。

新しい情報を手に入れるという脳の刺激も必要なことだ。

脳に新しい回路を作る体験とは

脳を変えていくには、新しい体験をすることが効果的だ。これは世界中の脳科学者が持っている結論である。言葉として新しい体験は理解できるかもしれないが、実際にそれを実行していくとなると、結構大変なことである。

安易な脳トレブームが続いていたが、結局、簡単な脳トレでは、脳を活性化しないというのが最近の研究結果である。

新しい体験をしていくためには、それなりの努力やアイデアが必要になる。同じ時間、同じ場所や同じ仲間で生活し、仕事をしていれば、思考回路も同じになるのは想像できる。その中から画期的なアイデアを出せと言っても難しい。

新しい体験は脳の中に神経細胞同士の新しいネットワークを作っていく、それが脳の活性化であり、その出来上がったネットワークは他の仕事などでも利用できるようになる。

楽器演奏を子供のころ10年以上習っていた人が大人になって再び楽器演奏すると、記憶力が良くなったり、脳の機能が改善することが分かっているが、これも一度出来上がった楽器を弾《ひ》くという脳のネットワークを再び刺激することで、脳が活性化されるということである。特に子供の時に作り上げた脳のネットワークは、消えることなくどこかに維持されていて、再度刺激を受ければ、さらに発達していくのだろう。

だから新しい経験といっても子供のときの体験を再び行うことでも十分脳を刺激できる。団塊世代であれば、子供のころ高くて買えなかったラジコンの飛行機とか、中途半端で終わってしまったギター演奏だとか、時間もお金もそこそこある世代だから、子供の時の夢をいま叶《かな》えるという努力で、十分に新しい経験を作り出すことができる。

一般的に新しい体験といってもいろいろなことが考えられる。旅行などはまさに新しい体験になっていく。

とくに旅行は五感刺激となり、様々な情報が脳に入ってくるので、新しい体験と意識することなく脳の中に新しい回路を作り出すことができる。

芸術家が旅行をしながら作曲したり、絵を描いたりしていたのは、旅行によって新しい刺激を受けて、それが創作活動を刺激できるからだろう。

また、今までやっていなかったスポーツをやってみる、人前で楽器を演奏してみるなどいわゆる体験型のものもいいだろう。

単に新しい商品を買って使ってみることでも新しい体験と言えるだろう。

スマホもｉＰａｄも苦手というのでは、体験型の生活とは言えない。パソコンでネット情報ばかり見ていると体験的にはなりにくいと思うかもしれないが、ネットで探した面白そうなグッズを購入していじっていけば十分に新しい体験になる。

そのあたりは、最近のサイトはうまく対応していて、思わずクリックしたくなるような商品の広告がある。そこで重要なことは、無駄なものを買いたくないとか、今更《いまさら》こういう物を買っても意味がないのでは、などと思わないことだ。

年齢と共に、自分の好奇心を満たすには、普通のことでは難しくなる。ということは購入する物も高額にならないと、新しい体験になることは少なくなってしまう。ちょっと高いなあとか、もったいないなと思う時こそ、それが脳を活性化するグッズになるのだ。

今週、ランチや夕食に行った店を書き出してみてはどうだろうか。そこに今まで行ったことのない店があるだろうか。

自分のパターン化した行動を打ち破るのは結構面倒なことだ。つまり新しい体験を求めることは面倒なことで、多少の努力を必要とする。

新しいことに拒否的になるのは、高齢者の脳の特徴でもある。新しい体験を無意識のうちに拒否しているわけだ。それではますます新しい体験ができなくなってしまう。

自分の経験と積み上げた知識だけで判断しようとするのが、高齢者の脳である。それは総合的な判断を求められるときには威力を発揮するが、未知の状況に接すると判断力が弱くなり、どうしても保守的になるものだ。

つまり、年と共に次第に新しい体験ができなくなる環境に追いやられてしまうのだ。馬鹿馬鹿しいもの、無駄なもの、さしあたって必要のないものを探して、それを新しい経験にしていく努力をすべきだ。

素晴らしいアイデアは会議ではなかなか出てこない。むしろ全く関係のない場面でふと浮かぶことが多い。それは脳が決められた思考回路ではない活動をしているからだろう。そのチャンスをつかむためにも新しい体験を探すべきだ。

スポーツ観戦は脳にも体にもいい

運動をすることが脳には非常にプラスになることは疫学的《えきがくてき》な調査でわかってきているし、記憶力をアップするにも運動がいいこともわかっている。

しかし、体を動かさなくても、スポーツ観戦をするだけで脳への刺激となるのだ。ただし、ただぼんやり観戦しているだけではダメだ。

メンタル・プラクティスという言葉がある。体を動かさずにイメージで練習する方法、いわゆるイメージトレーニングである。ある研究によれば、メンタル・プラクティスだけで20%以上も筋力がアップしたという。また、高齢者にメンタル・プラクティスを行うと片足立ち保持時間が改善し、運動機能も良くなったという。

つまり、テレビでスポーツ観戦をしながら単にゲームの勝ち負けだけを見ているのではなく、自分がその場に立って、テニスならサーブするイメージ、サッカーならボールを蹴《け》るイメージなど、できるだけリアルに想像してみることが重要だ。

陸上競技であれば、自分が一緒に他の選手と走っているようにイメージしてみるのだ。トラックを一周するのをテレビ観戦しながら、同じ時間をかけてイメージしていけば、実際に走るスピードにも効果を及ぼす。

テレビ観戦しながら、自分もそのスポーツに参加しているリアルなイメージが作り出せるならば、理論的には筋力アップができることになる。

これはイメージによってある運動のプログラムが何度も脳の中で使われるので、次第にその運動プログラムの最適化が起きて、より効率よくからだが動かせるようになるからだろう。

筋力だけでなく、空間認識能力もテレビ観戦で鍛えることができる。空間認識能力というのは右脳の働きで、サッカーやテニスなどでは特に重要な能力である。

サッカーであれば、ボールを蹴るときに味方がどこにいて、どこへパスを出せば最も相手に邪魔されずに得点チャンスへとつなげられるかを考えなければいけない。テニスであれば、相手の動きを見ながら、どこへ打ち込めば相手がもっともレシーブしにくいかを考える。

このように、自分とその場の空間の関係、周囲の人の位置、動きなどを的確に判断できる能力こそが空間認識能力である。テレビ観戦でも、自分がコートに立って相手の位置や動きを観察しているかのように見ていれば、空間認識能力を刺激することができる。

空間認識能力を高めることは右脳を鍛えることになり、最終的には直感的な能力や素早い判断力につながっていく。

実際に、超一流のスポーツ選手は空間認識能力が発達している。それはビジネスの分野でも同じことが言える。空間認識能力が高く優れた経営者は、直感力もアップして会社の重要な判断を即座に下すことが可能になる。そしてアイデアのひらめきにも、この空間認識能力は重要となるのだ。

テレビの前でただ寝転んで、スポーツ観戦しているだけではもったいない。もっと自分がその世界に入っていくくらいのつもりで、自分の体験としてスポーツ観戦ができれば、体も頭も刺激することができる。

ただしかなり真剣にイメージしなければだめだが。

記憶を整理する睡眠のメカニズム

睡眠時間が短くなると、運転など視覚関連の仕事でミスが多くなることがわかっている。だから仕事のクオリティーを維持するためには、最低4時間半から6時間の睡眠が必要になる。足りない分は土日に長めに寝て、7時間半くらいの睡眠を取ることが重要になってくる。毎日の規則的な睡眠が必要というわけではなく、2週間くらいの間に睡眠不足を解消していけばいい。

睡眠が脳を休ませるというだけでなく、記憶の定着化、つまり忘れない記憶に変化させているという考え方は、わりと最近の考え方だ。

私が小説を書いているとき、ストーリー展開に行き詰まり、その展開を考えながら寝てしまうと、目がさめたときに解決策を思いつくことが多かった。これは単なる偶然ではない。睡眠中に記憶の整理がされて最適化が起こるようなのだ。

睡眠が脳を休ませるという考え方より、むしろ脳は積極的に使われていると考えるべきだ。睡眠中は脳の血液の量が増えるし、神経栄養因子も増えて脳は活性化してくる。そして寝る前の様々な情報を整理し、忘れない長期記憶に変化させていると考えられている。つまり日常生活で情報を取り入れたり、何かを学習したあと、寝ることによって学習効果が上がってくるのだ。

バスケットボールの選手を使った研究では、普段の睡眠よりもさらに眠るように指示した場合、運動の反応性や、フリースローの精度が上がることがわかっている。運動もある種の記憶だから、よく眠ったほうが運動プログラムの最適化が起きて、スキルアップすることが考えられる。もはや眠ることはサボっているわけではなく、脳の活性化を作り出していると考えるべきだろう。

睡眠にはレム睡眠とノンレム睡眠があるが、深いノンレム睡眠のときに「嫌な記憶」を消し去り、浅いノンレム睡眠のときに運動プログラムの記憶整理をしたり、いろいろな記憶を関連づける作業をしている。これは記憶を思い出すときに、そういった関連性がたくさんあればあるほど思い出しやすくなる。

最近では、さらに別なこともわかってきた。ハツカネズミの脳血流量と脳脊髄液を観察すると、睡眠中に脳の掃除機能が活性化することがわかってきた。起きているときに比べ、その能力は10倍にもなる。脳細胞を支える役目のグリア細胞は睡眠時に60％小さくなり、脳脊髄液が流入できるように大きな空間を作り出す。それによって脳の中の掃除が効率よくできるのだ。アルツハイマー型認知症では、アミロイドβという余分なタンパク質が作り出されて蓄積することが神経細胞を破壊する原因になるので、この脳の掃除機能がより働けば、それを予防できる可能性がある。

やはり睡眠は脳にとって非常に重要な時間であることがわかる。

若いうちは睡眠を削って仕事ができるかもしれないが、ある程度の歳になれば、脳の記憶定着機能と掃除機能を活発化させるために、十分な睡眠が必要になる。何か決断に迷ったら、ちょっと寝てしまうというのも良い方法かもしれない。

なお、眠り付けなくて悩む人は多いが、早く布団《ふとん》に入ってしまって、そこから眠るまでに時間がかかることで不眠を訴える場合も多い。そんなときは眠くなるまで布団に入らない。これが早く寝付くコツだ。

結局、飲酒は脳にプラスかマイナスか

結論から言えば、お酒が飲める人が適量を飲めば、からだにプラスになるが、適量を超えてくれば、マイナスになる。またお酒が飲めない人はお酒はからだに毒であるから、飲むこと自体が危険である。まあ、そんなことはわかっていても、お酒を飲める人にとっては、酒がどこまでからだにいいのか気になるところだ。

「酒は百薬の長」いうことを言い訳にして、大量に酒を飲む人もいる。また、大酒のみの祖父は90歳過ぎまで元気だったとか、酒と健康は個人差が大きいのが特徴かもしれない。だから、それだけかってな解釈もできてしまう危険がある。

お酒の影響の個人差は、人によってアルコールの影響の出る場所が違ってくる。ある人は脳へダメージが大きくでたり、またある日は肝臓に影響したりする。その違いは遺伝子の影響であるのだろうがまだはっきり原因はわかっていない。

いわゆる酒に弱い人はアルコールを分解する酵素を持っていない。アルコールを分解する酵素はALDH（アルデヒド脱水素酵素）といい、2種類がある。

ひとつはアルコールが分解してできるアセトアルデヒドが低濃度の時に働く「ALDH2」と、高濃度のときに働く「ALDH1」だ。日本人の約半数は、生まれつき「ALDH2」の活性が弱いか欠けているので、お酒に弱い人が半数いるということだ。

外国人ではほとんどが分解酵素を持っているので、飲めないという人がいない。よく間違えられるのは、酒が飲めなかったが、鍛えたら飲めるようになったという場合だ。

分解酵素がある程度あって、無理をすればなんとか飲めるという人が40％くらいいるので、こういう人が鍛えたら飲めるようになったと言われてしまうのだ。

まったく分解酵素を持たない人にとって酒は毒であり、無理して飲むことは非常に危険な行為である。実際に飲めない人が飲むと膵臓《すいぞう》がんのリスクが上がってしまう。

飲酒の疫学調査はお酒が飲める人で調べていることを勘違いしてはいけない。

飲めない人には全く関係のない話と理解すべきであろう。

だから酒と健康を考える場合、酒が飲める人がどの程度の飲めば体に良いのかということである。また、酒はいろいろな条件で、アルコールの分解能力が変わってきてしまう。

一般的に女性はお酒に弱い。更に体重の少ない人も早く酒が回ってしまう。よく言われていることだが、高齢になってくると分解酵素が減ってきて、酔いやすくなる。

これは実際の臨床の場でも患者さんからよく聞く話だ。昔は大酒のみだったが、最近は飲めなくなりましたよ、という奴だ。

では酒の適量とはどれくらいだろうか。酒と健康を考える場合、酒の種類ではなく、アルコールの量を問題にする。お酒が飲める人はやたらに酒の種類でいいわけをしてしまうが、その典型が「焼酎だからいい」というもので、ただの言い訳にすぎない。

適量とはビール中瓶1本、日本酒1合、焼酎0・6合、ウイスキーダブル1杯、ワイングラス2杯、缶酎ハイ1・5杯のいずれかである。いかに適量が少ない量であるか分かる。

それでは、飲酒と病気の関係はどうであろうか。飲酒により、がん全体のリスクが上がる。特に肝がん、大腸がん、食道がんのリスクは高くなる。これに喫煙のリスクがのってしまうとさらにがんのリスクは上がっていく。ただし、適量を守れば心筋梗塞などの発病は減ってくる。男性でエタノール換算で病気の死亡率が上がる量は、1日あたりがん死亡では46g、心疾患死亡では69g、脳血管疾患では46gである。

死亡リスクが高くならない飲酒量は、男性で1日当たり46g、女性では23gまでである。日本酒1合がエタノール20グラムであるから、多くとも日本酒なら2合以下、ビール中瓶2本程度に抑えておく必要がある。

さらにアルコールは脳へ影響する。大量に飲酒する人は脳萎縮が起こりやすくなる。一般的に飲酒量が増えると脳萎縮の程度も進むことが分かっている。

また、飲酒が増えると記憶力の低下が起こることも証明されている。ある調査では、介護施設に入所している認知症の29％は大量飲酒が原因となっている。

過去に5年間以上の大量飲酒の経験がある高齢男性は、認知症の危険性が4・6倍、うつ病の危険性が3・7倍になると報告されている。一方では適量のお酒で認知症発症が抑制されたとする研究もある。

結論からすれば、お酒を飲める人が適量を飲むことで、がん、脳卒中、認知症のリスクを減らすことができる。最大の問題はお酒の種類は関係なく、飲める人が適量で満足できるかどうかである。お酒を適量という少ない量で満足できる人は、仕事ができる健康と自己コントロールできる脳を持ち合わせているということだろう。

三　章

午後になると嘘をつきたくなる理由

——脳を操る13の片づけ

怒りを成功につなげる脳からのアプローチ

「怒《いか》りは敵と思え」は徳川家康《とくがわいえやす》の遺訓《いくん》ということになっているし、江戸時代から怒りは人生においてマイナスということになっている。カッとなって判断力が鈍り、感情的な決断をしてしまうというのはよくあることだが、本当に怒りはいけないものなのだろうか。

感情が高まるとき、脳の中ではノルアドレナリンが過剰に分泌される。本人の感覚では頭がカーッとなっている感じである。そんな時には冷静な判断ができなくなって、かえって損な選択をすることもある。だから「怒りは敵と思え」ということになる。

しかし、怒りによって脳の働きは活性化されて、うまく利用すれば普段の能力よりもすばらしい結果をもたらすこともある。扁桃体《へんとうたい》と呼ばれる脳の部分があり、ここは感情センサーであり、コントロールをするところでもある。

例えば、考えている時間がない危機的な状況では、考える前に行動しなければならない時もある。誰かに襲われそうになったら戦うか逃げるかと考えるが、扁桃体は運動神経に命令を送って体を反応させることができる。大脳皮質まで情報を送って分析していたら遅くて間に合わないとき、即対応しなければいけないときには、脅威に対して怒りで反応する扁桃体の働きが重要な意味を持ってくるわけだ。

カッとなって怒ってしまうが、そのあとは根に持たないという上司であれば、部下もむしろ安心して仕事が続けられる。怒りをずっと持ち続けることは、脳にとってストレスを生み出すことになり、脳の機能も落ちてきてしまう。怒るときはあくまでも一時的な行動であると認識すべきだ。常に怒っているという状況は部下にも自分にも大きなストレスを作ってしまうことになり、脳の機能は低下してしまう。

怒りより、悔《くや》しいという感情はもう少し弱い状態であろう。これは「悔しさをバネにして」という言葉があるように、仕事などへのモチベーションとなっていく。

大きな成功を得た人は必ずといっていいほど、自分の悔しさを仕事へのモチベーションに切り替えている。これは脳にある否定的な感情を、うまくドーパミン系の働きに切り替えているからだ。悔しさを晴らすことが快感となっているので、仕事への情熱が継続するのだ。

現在では、感情にまかせて部下を叱ればパワハラということになってしまい、なかなか部下を叱ることができなくなった。

しかし、人間の感情はそう簡単に抑えることができない。理性を作り出す大脳皮質は、扁桃体から送られてくる怒りの感情を必ずうまく抑え込めるとも限らず、時には机を叩き、相手に怒鳴り散らしてしまうということになる。

上に立てば立つほど、怒りたくなる場合が増えてくるが、それをコントロールして直接部下にぶつけるのではなく、自分の脳の中の葛藤《かっとう》にすべきである。優秀な上司ほど感情をコントロールできるのだ。ある意味、精神的にタフな脳が必要になってくる。

世界のトップに君臨《くんりん》するプロテニスプレーヤーは、自分の感情を常に抑え、失敗に対しても顔色一つ変えない。あのすばらしい精神力がなければ、トップにはいられないのだ。怒りは決して悪いものではないが、それをコントロールする脳を持っていてこそ、優秀な上司たりえるのではないだろうか。

(1)口にする前に6秒待つ

怒りが持続するのは想像以上に短いので、ちょっと間を置くことで、感情的にならないですむ。

(2)その場から離れ、10分歩いてみる

ノルアドレナリンが過剰に脳の中で出てしまえばコントロール不能となるので、素早くその場から離れ、ウォーキングしてみること。歩けばセロトニンも増えて、脳が冷静さを取り戻す。

(3)怒る理由や価値を考える

なぜここで怒るのか、感情を表す前に、その理由を考えることで時間が稼げるので、怒りも収まってくる。

(4)怒ったあとのことを考える

部下を叱ってしまったあと、それを修復するには時間もかかり、いま我慢するほうがずっと楽だと思えば、感情は収まってくるはずだ。これはとくに夫婦間で多い。起こらせてしまったあとのほうがずっと大変なことがわかってくれば、自分の感情をすぐには示さなくなる。

闘争心を高める脳内物質とは

相手を支配するとか征服するという言葉は否定的な意味で使われてしまう。大きな意味では国家間の問題となり、個人的な意味では、常に喧嘩《けんか》やいじめの原因となる。

しかし、何かを支配したいという気持ちは、人間の非常に根源的な欲求であり、それがあるから様々な意欲が生まれるとも言える。こういった脳を、良い方向でうまく仕事に使うことはできないだろうか。

テストステロンは男性ホルモンの代表格で、人間の行動に様々な形で影響している。脳の中では重要な神経伝達物質として作用している。動物でも、このテストステロンが多いほうが勝者となって生き残り、自分の子孫を残せる確率が上がってくる。

テストステロンは男性だけでなく、女性においても分泌され、行動に影響を及ぼしている。常に競争して売り上げを伸ばそうと仕事している女性は、専業主婦の女性よりもテストステロンが多いことがわかっている。

テストステロンは人を暴力的にしたり、権力に立ち向かおうとさせる。そのために、反社会的になったり、死亡率を上げるというリスクもある。逆に言えば、それくらいの闘争力を作りだすテストステロンがあるからこそ、実業家として成功していくのだろう。支配したい、すべてを手に入れたい、そんな欲望が経営者にあってこそ、会社は成功していくのだ。

いま、戦後に大きく伸びた大手企業の経営が行き詰まっている。これは大企業がたどり着く一種の結論のようなものだ。急成長するには、テストステロンが多い経営者の下、従順な（つまりテストステロンの少ない）社員が黙々と働き続けることで、会社は伸びていく。しかし、そこには限界がある。ある商品で急成長しても、消費者には必ず飽きられてしまう。だから、あるときからその商品は売れなくなり、経営は悪化してくる。

そこでテストステロンの多い経営者がいくら努力しても、それを突破できるアイデアは出てこない。無論《むろん》、従順なる社員からもアイデアは出てこない。社員の中に、闘争力があり、権威に反抗的である者がいて、画期的な突破口を見いだせる組織でなければ継続的な成長は望めないのだ。

成長していた組織がダメになっていくとき、ほとんどがそういった状況に陥っているわけだ。将来を考えるなら、統率力のある経営者がどれだけ自分のリスクを冒《おか》しながら、自分に反抗できうるテストステロンの多い社員を採用できるかが重要ではないだろうか。

意欲や快感を生み出すドーパミンは、時にギャンブル依存《いぞん》を作り出してしまう。金を稼ぐことだけに快感を覚えてしまえば、自分自身をダメにしていく。また、活動性を作り出すノルアドレナリンが出続けてしまうと、強度のストレス状態となり、心身共に疲弊《ひへい》していく。テストステロンは仕事をしていくためには必要であるが、それだけに支配されていくと、今度は組織そのものが崩壊していくのだ。

こういった脳内物質は私たちの行動を大きく支配しているが、それは生物として必要なものだからである。しかし、それが会社や社会にとって重要なものであるにもかかわらず、いまだに〝適度な分泌〟をコントロールできないでいるのも確かだ。私たちの遺伝子変化が社会の進歩についていけないのか、あるいは遺伝子変化が起こるには、あまりにも時間がかかってしまうからなのだろう。

正しいことをしたがる脳の仕組み

政治資金の私的流用などのニュースを見ると、そんなことをすれば大きな問題になることは分かっていそうなものを、どうして頭のいい人がそんな馬鹿なことをするのか理解できないと思ってしまう。

芸能人が不倫《ふりん》などすれば、ＳＮＳなどで一斉攻撃を受けてしまう時代になった。そこには正義感があり、正しいことをしなければいけない、反社会的な行動は許せないという非常に強い見方がある。

高級ブランドバッグを購入すれば、その理由をあとから考えて自分を納得させている。高いけど長持ちするから、買っても損はしないとか。衝動買いしたあとに、後付けで何らかの購買理由を自分で考え出し、自己正当化をする。

つまり自分の行動は、〝あとの考え方〟に影響してくるのだ。社会心理学者フェスティンガーによれば、自分の行動に矛盾があるとき、人はその緊張を低減させて自己の考えを適応させようとするという。

政治資金で私物を買っても、その理由の後付けで自分なりに納得感を得ることで、精神的なストレスを消しているというわけだ。それができないときには、無視あるいは逃避して回避していく。つまり人は自分が正しいと思えないと、行動できないというわけだ。

他人を不道徳なくらいに強く口汚く非難して、非難している対象よりも不道徳な感じになってしまっても、自分の行動にもそれなりの理由があるという後付けによって矛盾を感じないでいる。結局、自分だけは正しいということで納得しているのだ。

喫煙がからだに悪いことは誰でも理解している。しかし「ヘビースモーカーでも長生きしている」「ストレスを解消するには喫煙しかない」などと自分なりの行動理由をつけて、喫煙がからだに悪いというストレスを回避しているのだ。

さらに「自分は長生きしたくないから喫煙する」というような、逃げの言葉を発することもある。診察室では患者さんのこういった行動や発言をよく経験するが、結局は自分の行動の正当性を保ちたいということが基本になっている。

昔の作家は破天荒《はてんこう》であり、家庭崩壊、不倫など何でもあったが、それが間違った生き方だとは非難されず、世間もそんな自由な生き方ができる作家をむしろ羨望《せんぼう》の眼差《まなざ》しで見ていた。

しかし、現代では不道徳、反社会的行動は非常に非難されやすく、SNSなどで誰でも簡単に非難しやすい環境にもなった。正しい行動、好まれる行動とは、現在は道徳的で社会のルールに沿ったものと思われるが、それは時代とともに変化していくものでもある。

結局、自分自身の中では、自分らしい生き方ができることが正しいということなのだろうが、世間がそれを受け入れにくくなってしまった。あるいは「正しい」の定義が非常に狭くなっているのが現代社会ではないだろうか。

価値観の多様性があってこそ人間は進化していくものであるが、ネット社会になって皮肉にも価値観の多様性が失われてしまい、同じ価値観であることが重要であると考えやすくなってしまったように見える。自由な生き方ができなくなってきたのが、ネット社会と言えるかもしれない。

どんな行動を取ったにしても、どこかに説明可能な理由を求めてしまう。おいしい料理を食べても、「最近、うまいものを食べていなかったから」「おいしい料理を作るには、おいしいものを食べないと」というような理解可能で正しいと思える理由が必要なのだ。

人の行動は「世間の通り」に合ったものが必要だと考える。デパートの地下の食品売り場で味見をすれば、味見したのだから買わないといけないという「世間の通り」を実現させようとして、購買という行動を起こすのだ。

そんな時に脳の中では、もちろん報酬系《ほうしゅうけい》のドーパミンの分泌が起きているはずだ。自分の行動が「世間の通り」を満足させたときに、ドーパミンの分泌も起きて、納得と満足感を得ている。正しいことの定義自体が時代と共に変化しているにもかかわらず、私たちは常に正しいことをやりたいと思いながら行動しているのだ。

午後になると嘘をつきたくなる理由

嘘をつくことは悪いことだと教えられてきた。しかし、社会に出てみれば、嘘をいかに利用していくかが大切になる場合もある。

ウォークマンを作った大曽根幸三は、当時のソニーの社長大賀典雄に録音機能のない音楽再生機など売れないと言われていたが、たまたま大賀が入院してたので、その間にウォークマンを作ってしまった。大きな嘘をついて、大きな成功を得たということだ。

嘘も時に非常に重要になる。ただ一般的に自分をごまかすための嘘は、よろしくない。

人は体が作り出すリズムで生活している。だから脳が調子の良い時間帯というものがある。朝が良いという人もいれば、夜のほうが頭が冴《さ》えてくるという人もいる。結論から言えば、脳が最も能力を発揮できる時間帯は、人によって違うということだろう。

「朝型」を勧める人は多い。確かに人間の生体リズムを考えれば、朝に向かって様々な脳内物質も増えていき、睡眠から覚醒《かくせい》へ切り替わっていくので、朝のほうが有利かもしれない。しかし、それはあくまで平均値であり、個体差はどうしても出てしまう。自分がいつの時間帯に脳が冴えてくるのか、経験的に知るしかないのが実際のところだろう。

ところが、脳と生体リズムの関係をもう少し違う角度から眺めてみると、どうも不思議な傾向があるようだ。ハーバード大学のマリアム・クーシャキらの研究によれば、人が不誠実（嘘をつく）になるのは、午前中より午後だという。理由として、精神的疲労によって午後になってくると、倫理的なモチベーションが下がってしまうからだとしている。

重要な判断が必要な状況でも、疲労には勝てないということだろう。だから、会議や重要な決断が必要なときは、午前中にやってしまったほうが良いようだ。

もう一つ世界的な傾向として、午後2時の眠気というものがある。どの国でも午後2時ころになると眠くなってくる傾向がある。これは昼食後で眠気が出るからだとか諸説あるが、本当のところはわかっていない。

それに対して先進国では、おやつやアフタヌーンティーといった習慣で眠気を回避し、仕事を続けるようにしたというわけだ。ラテン系の国ではシエスタとして昼寝を取るところもある。これらは脳の生体リズムに対して、人が考え出した対策ということだろう。

こういった人間の生体リズムを考えてみると、私たちはやはり働き過ぎなのだろうか。仕事の効率を考えるならば午前中だけで仕事を終わらせてしまったほうが良いのかもしれない。もちろん、自分だけ極端に労働時間を減らすのは難しい。特に時間給という働いた分だけお金がもらえるというシステムは過剰労働になりやすく、脳科学的にはよろしくないと言えるだろう。

ＩＴが発達し、いまよりさらに情報や物が高速で移動し、生産過程でロボットがさらに一般的に使われるようになれば、午前9時から働いて午後5時に仕事が終わるといった労働時間は変わってくるに違いない。近未来的には、1日の労働時間は3時間が標準になるだろうと考える人もいる。

決められた仕事のパターンのあるものは、ロボットに置き換わっていくだろう。近い将来、どう考えてもロボットにかなわないところが増えていく。しかし、最終的な判断や新しい戦略を考えるといった本来、人間が持つ脳の能力を活かすには1日3時間くらいが適当であり、午後は判断力が鈍るので働かない。そんな時代がくるのかもしれない。

ＡＩが仕事に入ってくれれば、午後の眠気も心配はいらなくなるのかもしれない。

嘘と脳の活性化の関係

人生において嘘をつかない人はいないだろう。会社の幹部が嘘をつけば、結果として会社に大きなダメージを与えることにもなる。会社のため、保身のためといろいろ理由はあるのかもしれないが、どうして人は嘘をついてしまうのか、興味深い問題だ。

嘘をつくことによって、脳にはどんな影響があるのだろうか。あるいは、嘘をつく脳と、つかない脳に違いはあるのだろうか。

京都大学の阿部修士特定准教授らの研究グループは、ｆＭＲＩ（機能的磁気共鳴画像法）で嘘をついたときの脳を調べた。その結果、快感や満足感、意欲などに関係する脳の報酬系に重要な役割を果たすと考えられる「側坐核《そくざかく》」の活動が高い人ほど、嘘をつく割合が高いことが分かった。このことは、欲望が強いために嘘をつくということの証明になる。金銭的な欲求などが強ければ強いほど、嘘をついてしまうということだ。

また、側坐核の活動が高い人ほど、嘘をつかずに正直な反応をする時、「背外側前頭前《はいがいそくぜんとうぜん》野」の活動が高くなった。つまりこれは、大脳皮質の働きである理性で、嘘を抑え込んでいる状態と言えるだろう。

実はこういったことは脳の中で常に起きている。自分の本能的な欲求を、前頭葉が理性として働き抑制することで、社会的な脳を作り出しているわけだ。嘘つきは欲望が強いか、あるいは理性的な抑制が弱いかだろう。無論、実際にはもっと複雑なことが脳で起きているので、それだけで嘘のメカニズムが説明できるわけではないが。

女性は男性より、会話をしている時でも広く脳を使っていることが分かっている。つまり、同時処理は女性のほうが得意なのだ。嘘をついているとき、脳はいつもより活動しなければ平静を保てない。事実を否定しながら別の話をするというのは、脳にとってかなりの負荷《ふか》である。

だから男性脳にとって、嘘をつくのは非常に苦手な脳の使い方であり、それが男性のしぐさに現れてしまうので、すぐ女性に嘘を見破られることになる。事実、心理的な研究によれば、女性の嘘のほうがばれにくいという研究もある。

嘘がいかに脳へと負荷をかけるかということだが、逆に考えれば、嘘をつくことによって脳を活性化していることにもなる。

私たちが何か判断を下していくとき、必ずしもすべての情報を得て判断しているわけではない。例えば、文章の中に「アリメカ」と書かれていても、「アメリカ」と読んでしまう。これは見慣れている文字を、すべて一文字ずつ読んで判断しているわけではないからだ。

少ない情報から脳が理解しやすいように勝手に判断してしまうために起こるミスである。見方によっては、脳内で嘘をつくことによって情報処理を速くしていることになる。つまり、脳では嘘をつくことが当たり前の機能になっているとも言える。

だから、だまされやすいということにもなる。見た目が紳士であればいい人だと判断したり、身につけているものが高級であればお金持ちと判断するのも、脳の中で勝手に情報処理をして速く判断することが影響している。

嘘をつくことは、脳科学的にはメリットもあるし重要な働きでもある。しかし、社会的な影響が出る嘘を理性的に抑制できなければ、嘘をつくことが自分にとって大きなマイナスになってしまうことは、もちろん覚悟しなければならない。

模倣をオリジナルに変えるミラー細胞の力

日本の企業もそうだし、ディズニー映画などもそうだが、商品を真似《まね》て改良したり、過去の名作をリメイクして、商品として出している。

完全なオリジナルなものを作り出すことは難しいし、真似る技術は実は非常に重要な能力でもある。

模倣《もほう》する、元にする、参考にする、パクるなど、いずれも程度の差はあれ、元のものをなんらかの形で真似て、新しい価値を生み出すということだ。小説においては、シェイクスピアですらギリシャ神話を元ネタに使うことも多かったようだ。

文化が年代を重ねれば、完全にオリジナルな作品を作り出すのは非常に難しくなる。人間の基本的な行動パターンは同じであるから、時代が変わってもやっていることは同じである。

だから、結局、昔の物を現代の理解でリメイクしていく、あるいは改良していくことになる。模倣というのはすべてのジャンルで起こることである。

それが意識的か意識的でないかは問題となるが、人間は全くの無から新しいものを作り出すことはできない。自分の脳にしまい込まれた記憶、経験などを再構築して、新しい物を作っていると思っているだけなのかもしれない。

脳にはミラー細胞という特殊な神経細胞がある。これは例えば相手がお腹《なか》を抱えて痛そうにしていれば、それを見るだけで自分もお腹が痛くなってしまうような気持ちになる。これはミラー細胞の働きである。相手の動作や態度を見るだけで、どんな気持ちなのか理解できる機能であるから、思いやりやコミュニケーションには非常に重要なものとなる。

また、真似ることで相手の技術を学ぶことができる。脳の中に同じように機能する脳のネットワークを作り出すことで、技術の伝承が早くできることになる。つまり、脳は真似るという特殊な機能を持っていて、それが人間の進化にも大きく影響してきたのだ。

人の技術を真似る、悪くいえばパクってしまうというのは、相手が費やした時間やお金を、一瞬にしてただで手に入れることになる。芸術やデザインの世界では、それは「著作権を侵す」ということになる。脳科学から見ると「脳の機能を使っただけ」だとしても、もちろん許されるはずはない。

しかし、オリジナルのデザインを期限までに考えるために、どこからか元のデザインを持ってきて、それに少し変化を加えて新たな作品を作るということは、脳科学的には合理的である。例えば科学研究も、元になるアイデアは必ず存在し、それを真似ながら新しい技術革命を起こしてきた。ただし科学の場合、ほんの少しの改良や発見が画期的な成果に結びつく。そして、そのほんの少しの改良をすることが、非常に大変な作業となっているわけだ。

真似を元にして、進歩や変化のチャンスを得ていることになる。技術革命や画期的な研究には、どうしても必要なものなのである。同じように真似るという視点で大雑把《おおざっぱ》に言えば同じように見えるが、評価と結果は大きく異なってくる。デザインの世界では「上手に真似た」とは誰も言わない。

ここまで述べてきたように、真似るという行為は時間とお金の大きな節約となり、そこから新しいものを作り出すことができる。脳が何かを見て「いいな」とか「すごい」と思う瞬間は、それが新しいアイデアや仕事のヒントになる場合が多い。

脳の中でそれを真似ようと判断するということは、それだけオリジナルに魅力があるということでもある。逆に、その魅力を発見できるだけで優れた脳と言えることもあるだろう。真似ることを否定的に考えると、進歩が遅くなってしまうし、新しい商品も生み出せなくなる。

ｉＰｈｏｎｅは全く新しい商品として世に送り出されたが、そのアイデアの元になるような商品は昔、シャープでも作っていた。ただ技術が追いついていないために、画面のタッチだけで細かな機能を作り出せないでいたのだ。

真似ることは脳が持つ重要な機能である。それをうまく使って、オリジナルのように見えるものを作り出すしかない。

報酬を求める脳を自在に操る

私たちはある特定の行為が好きになると、それを自分が繰り返してやっているとは思わなくなってしまう。ましてや依存しているという意識はなかなか持てない。喫煙など典型的であろう。「たばこはいつでもやめられるよ」と思って毎日吸っているが、それがニコチン依存症という病気だとは思ってもいない。

またギャンブルなどもはまりやすい典型であるし、場合によっては社会問題となる。

仕事が好きでたまらないということであれば、それはプラスに働く。だからというわけではないが、仕事に依存しているとはなかなか考えないだろう。このように日常の生活の中では、自分が何かに依存しているという意識は少ないものだ。これが薬物依存であれば、犯罪という意識もある。そして、わかってはいるがそこから抜け出すことは難しい。

さて、依存という言葉はマイナスなイメージで語られることがほとんどだが、これは脳に作られた学習のための機能を指すものである。

薬物依存などについての脳の研究で、依存していくことと脳の報酬系に関係ある脳内物質のドーパミンとのかかわりがわかっている。依存しやすい薬物で実験していくと、同じ薬物の量では満足できなくなって、次第に要求する量が多くなってしまう。

これは脳内のドーパミンがたくさん出ないと満足できないということに影響される。ドーパミンは何かを期待しているときにもっとも分泌され、終わってしまうとその濃度が下がってしまうことがわかっている。単純にドーパミンが出ていれば満足感があるというわけではない。

最近の研究では、ドーパミンの分泌されるタイミングが脳の回路を作るのに重要であることもわかってきた。何かをやったあとの報酬が遅れてしまうと、満足感にはならず神経回路ができなくなってしまう。つまり褒《ほ》めるタイミングには重要な意味があるのだ。

こういった依存のメカニズムは、私たちにとって何かメリットがあるのだろうか。

報酬系と呼ばれる脳の仕組みは、実は学習をしていくための機能とも言われている。何かを学んで、あるレベルで満足してしまえば、進歩はなくなってしまう。人間の脳は結局、死ぬまで努力していく（あるいはさせていく）仕組みになっているのだ。

金儲けも同じことで、1億円儲かっても、もっと欲しいと思うのは、脳内ドーパミンが1億円では満足できなくなってしまうからだ。その仕組みがあるからこそ、もっと努力しようと思えるのだ。

依存と努力は微妙な関係と言えるであろう。むろん、依存はドーパミンだけでは説明できない。しかし〝はまる〟ことは、良い面から見れば、努力を続けさせる仕組みとも言えるだろう。

ギャンブル依存、薬物依存であろうと一度はまってしまうと、そこからなかなか抜け出すことはできない。脳の神経回路自体が変化していくからだ。ギャンブルや薬物よりもっと楽しいこと、もっと満足度が高い（もちろん反社会的でない）ことが見つかれば、そこから抜け出せるはずだ。しかし、変化してしまった脳の神経回路はそれがなかなかできない。

私たちにとって、仕事や何かを学んでいくということが、はまるまで行かなくとも、ある種の快感となっているならば無理なく努力ができる。それは、うまく脳の報酬系が仕事と結びつき、機能している場合だ。しかし、年齢と共にいくら好きな仕事でも「意欲」が下がってきてしまう。

若い時であれば仕事など、あることを成し遂げてしまった後でも、さらに上を目指すための努力が無理なくできたはずだ。しかし、ドーパミンの濃度が下がってくると、意欲の持続が難しくなる。そうなってしまうと努力が続けられないことになる。

その努力を年齢に関係なく続けるには、ある程度の年齢になったら小刻みな目標設定にすることだ。若いときのように大きな目標ではなく、実現可能な小さな目標で良い。それを達成していくことで、ドーパミン濃度をある程度、保つことができる。

「まだ、これができた」と思えれば、「まだ続けていこう」という気持ちになれる。もちろん、実際に褒めてくれる人がいればもっと良い。褒めてくれるのが、社員であろうと、家族であろうと、何歳になっても褒められることで脳は変わっていけるのだ。

女性にアドバイスするとなぜ怒りを買うか

最近の研究では男女の脳の解剖学的な違いはないという報告がある。

従来は女脳の左右の脳をつなぐ脳梁《のうりょう》が、男脳より大きい、だから左右の脳を使って女性は考える、というような論調の研究報告が多かった。

ＭＲＩ画像で数多く比較してみると、結局男女脳は見た目には差がないということになりそうだ。

もちろんこれは解剖学的な問題であり、脳の使い方に差がある可能性のほうが高いだろう。

経験的な見方でも女脳と男脳は確かに違うと思うのが一般的であろう。

よく経験することとして、女性が会社に対して愚痴《ぐち》を言っているとき、それを聞いた男性は「そんな会社、やめちゃえよ」などと言いがちである。それを聞いた女性は「そんなことを言って欲しくないの」と言い出す。アドバイスしたと思った男性は、なぜ女性が怒り出したのか分からないままだ。

男脳で考えて良かれと思って言ったことが、女脳で考えると決して解決にはならないという不条理な状況が起こる。これは日常的に起きていることだ。いったい何がいけないのだろうか。

前述したように、肉眼的に脳を見て、男女の区別はほとんどできない。わずかな違いがあるとすれば、左右の脳をつないでいる脳梁と呼ばれる部分の後ろ側が、女性のほうは少し大きい。この違いによって、女性は左右の脳を広く使い、男性は右脳的な追求型の脳の使い方をする。その結果が様々な行動の違い、発言の違いになってくると考えられてきた。それが最近ではその解剖学的な違いは否定されてしまった。

男女脳の違いは、解剖学的な違いではなく、脳の使い方の違いでありそうだ。

女性は左右の脳を使いながら会話するが、男性は言語中枢のある左脳を使う。これはリアルタイムで脳内血流を見るｆＭＲＩ（機能的ＭＲＩ）が使えるようになって分かってきたことだ。

そのために、女性は会話をしながらも広く情報を取り入れて会話すると考えられる。だから会話の内容がどんどん飛んでいくことになる。つまり、女性にとって会話は結論を出す手段ではなく、あくまでもコミュニケーションのための方法である。

一方、男性はどうしても会話といっても、そこに意味を見いだそうとするし、会話には結論がなければいけないと考えてしまう。

脳内物質の一つであるテストステロンの影響もあって、男性は相手を論破《ろんぱ》する、あるは結論を出すことに意味を見いだそうとする。

女性から相談を受ければ、そこにはっきりしたアドバイスを出すことに意味があると思い、つい言い切ってしまったり、結論を出してしまうことになる。アドバイスをしながらも、実は自分の優位性を示そうとする意識が働いてしまうわけだ。

女性の相談や悩み事において、欲しいのは答えではなく〝共感〟だ。「大変だね」の一言があれば、女脳は救われるのだ。

しかし、男性はなかなかその「大変だね」が言えない。どうしてそこで躊躇《ちゅうちょ》するのか、理解できない相手が悪いと判断して、早く行動を起こし、結論を出すほうが正しいと思ってしまうのだ。そこにも追求型の脳の特徴がある。

女性への共感がしにくい脳も、仕事では有利に働く。あるものを徹底的に改良していく、例えば「100グラム以下にする」といった数値目標があれば、それに向かって努力できるのも男脳の特徴である。

女脳を男脳で理解することは、かなり難しい話である。だから、男脳では理解できないものがあることを知っているかどうか、そこが重要と言えるだろう。

男女の脳の違いは、エストロゲンやテストステロンといった性ホルモンが、脳内で影響を与えるし、他の脳内物質も男女でその濃度に差があるので、脳の使い方の差といえるかもしれない。

浮気の虫と男脳の意外な関係

浮気は男女の間では永遠のテーマであり、常に問題になることだ。相変わらずテレビでもいろいろ問題になっている。

人間の欲望のままにまかせれば、暴力や犯罪が起きてしまい社会が成り立たない。だから先進国では一夫一婦制という結論に達しているということだろう。そんなことは十分にわかっていても、浮気は起きてしまう。男性は自分の子孫をたくさん残すのが本能なので、浮気をしたくなるのだという意見は昔からある。

クーリッジ効果（カルビン・クーリッジが大統領だった時の有名な小噺《こばなし》が由来）というものがあって、オスは新しいメスに対して興奮の回復を示すということが実験的にもわかっている。これはドーパミンの分泌増加が大脳辺縁系《だいのうへんえんけい》に作用することが原因とされる。

しかし実は、メスにもこれと同じような現象が見られるのだ。

実際、最近の調査では、妻の浮気は6人に1人、夫の浮気は5人に1人という報告がある。つまり、浮気は男性特有のものであり、子孫を残す欲求が強いからではなく、男女同じようにみられる本能的なものだと考えるべきだろう。男性の浮気が問題にされるのは、ただ男性のほうがそのチャンスが多いということに過ぎないのかもしれない。

社会的なリスクも高いはずなのに、なぜ浮気をしてしまうのだろうか。

人間の行動であるから、やはりそこには脳の機能が影響している。恋愛をしているとき、男性の脳の島皮質《とうひしつ》と呼ばれる場所が活発に活動することがわかっている。この島皮質の前部が過剰に活動すると、リスクの高いことを好むようになる。ギャンブルにはまってしまう場合もここが関係してくる。

人間の性的な欲求も含め、何かをしたいと思うとき、辺縁系にある帯状回《たいじょうかい》が関係して、具体的な行動は大脳皮質（理性）が考えることになる。つまり、島皮質や辺縁系という欲望を作り出す本能的な部分と、それをコントロールする大脳皮質（理性）との戦いの結果が、その人の行動となるわけだ。だから島皮質が過剰に活動してしまうと、浮気は危険であるとわかっていながら、理性でコントロールできずに実行してしまう。これが浮気行動と脳の関係なのだ。リスクを非常に好む状態になっていると、危険だからとか、手に入り難いものだとか、その状況が厳しくなればなるほど、逆に欲望が強くなってしまう。

結果として、社会的に非難を浴びる結果となるが、逆に言えばそれくらいリスクがあるからこそ、そこに魅力を感じてしまう脳になっているということであろう。哀しいかな、社会的な地位や経済的な豊かさがあればあるほど、そういったリスクを好む脳に変化していきやすく、大きな失敗をしてしまう危険がある。残念ながら男性は島皮質の働きが女性よりも強いので、浮気に走りやすいということでもある。

仕事がうまくいっていると、もっとリスクのあること、つまり社会的な地位を失いかねないリスクの高い浮気に走りやすくなる。だから、その危機を脱するには、仕事の目標をさらに上げて、リスクがあってもその方向に進むようにすればよい。目先の仕事がうまくいき満足してしまっていると、島皮質がリスクのある違う方向に脳をコントロールしかねない。

また、理性的な脳を取り戻すためにも、大脳皮質の働きをしっかり保っておく必要がある。ストレスを早めに解消して、大脳皮質に余裕を持たせておくことも重要であろう。

涙をコントロールする脳の秘密

女性の涙を目の前にしてしまうと、男性はどうしていいのか戸惑《とまど》ってしまう。その一方では男の涙は共感される場合もあれば、逆に反感を買ってしまうこともある。涙の使い方、人前で感情表現の難しさを理解しなければならない。号泣しているのに全く共感されないことも多い。なぜであろうか。

涙は本来、自分のストレス発散のために仕組みでもある。悲しい感情をどこかに発散させる仕組みとして泣く、涙するという仕組みができている。むろん普通はそれを見る側に共感をもたらして、相手の気持ちを思いやるということになるはずだ。

涙ながらの謝罪記者会見は、最近本当に多い。日本独特のものと言えるが、人前にさらされる当事者はどう対処すればいいかわからないまま、ただ謝罪しているというケースが多いように思う。

特に人前で涙は、女性であろうと男性であろうと、時に武器にもなれば、マイナス要素を強くしてしまう危険もある。

感情が高ぶってくると、脳の中ではノルアドレナリン、からだの中ではアドレナリンが出てくる。これらが分泌されるとストレス状態なので、それを解消するために、涙を出すことにより副交感神経を刺激して、ストレス解消をしているのだ。

ストレスをいかに解消するか、その進化の過程で人間そういった仕組みを持つようになった。

人は汗や尿などを外に排出することが快感になるようにできているので、涙を出すことも快感なのだ。だから、泣くと更《さら》に泣きたくなってしまう。それによって交感神経優位になっている脳を、なんとか抑え込もうとしているわけだ。

泣いているにさらに感情が高まって泣いてしまうのも、やはり脳の仕組みというわけだ。

誰でも泣いている顔を見れば感情が高まっていることはすぐに理解できる。しかし、それを不快に感じるのは、別の要素がある。それは共感がないからだ。脳の中には、ミラー細胞という相手の行動を観察することで相手の感情が理解できるような機能がある。

普通は泣いている人を見れば、同じ気持ちになるはずだ。もちろんそこには共感できる状況になければいけない。

相手の泣く理由に共感できていれば、見るだけで自分も悲しくなってしまうはずだ。ただ涙しているだけでは、泣いている理由がよく理解できないし、自分勝手の思考があまりに見え見えで、共感できずに、不快に感じてしまうわけだ。

謝罪会見など、公の場で涙のメカニズムを仕事で使うなら、重要なことは、自分の高まった感情を発散させるための涙を見せないことだろう。つまり、自分のストレス解消のための涙は、他人には不快にしか見えないのだ。となれば、あくまでも共感できる涙を使う必要がある。

大相撲を見ていると、番付が下の人ほど、顔の表情から精神状態が見て取れるという。逆に横綱になってくると、顔の表情からは状態が読み取れないという。政治家もしかりかもしれない。

つまり上級者（仕事ができる上司）ほど、そう簡単に感情を表に出さない、あるいは自分の感情をコントロールできるということであろう。

脳の中では、扁桃体と呼ばれる感情チェック機構が、大脳皮質の働きである理性より優位である。だから普通は、怒るとすぐに怒鳴ったり、泣いてしまったりする。

感情をコントロールできないというのは、未熟な原始的な脳とも言える。理性で感情をコントロールできてこそ、上級者（横綱）の脳である。

そんな上級者の脳を持つ人が涙を見せれば、「普段はあんなに冷静な人が泣くのだから……」と、周囲の人は事の重要性に気が付いたり、反省したりするわけだ。

仕事で涙を活かすには、まずは自分の感情コントロールの訓練が必要というわけである。共感の得られる泣き顔でなければならない。

そこを理解してなければ、まだまだ上級者にはなれない。

なぜ女性の脳は記念日にこだわるのか

ホワイトデーはチョコレートをもらったのを忘れてしまったので、まあいいかと思っていると、女性から「期待していたのに」と言われて、そんなに気になるものなのかなあと男性には女性がそういった記念日にこだわる気持ちが理解できない。

記念日はますます増えてしまった。夫婦間の記念日を考えても、お互いの誕生日、結婚記念日、バレンタインデー、そのお返しのホワイトデーがあり、このあたりは必ず抑えておかないと何かと問題になる。

「バレンタインデーとホワイトデーはお菓子メーカーが勝手に作ったものだろうに」と馬鹿にしていると、前述のように当日ひどい目に遭《あ》う。男性が、そんな記念日に対していろいろ失敗してきている割にあまり反省がないのは、女性と男性であまりに違う記念日への思いのためだ。

男性であれば、ある程度年を取ってくると自分の誕生日など、いまさらどうでもいいと思って、その日に仕事を入れてしまったりする。そして配偶者《はいぐうしゃ》から非難を浴びることになる。記念日というのは相手だけでなく、自分の記念日も配偶者にとって重要な意味を持っていることが、なかなか男性には理解できない。記念日ビジネスとも言えるものが世の中にはあふれているが、男性目線からは首をかしげたくなるものも多い。

それにしても、どうして女性はそれほど記念日というものを問題にするのであろうか。そのあたりが理解できれば、ビジネスにも反映できるだろう。

心理学的な分析であれば、「女性は自分のことを気にして欲しいので、記念日を覚えてくれている男性に好意的になる」とか、「記念日を覚えていないようでは、自分のことに興味がないと考えてしまう」といった見方をする。

しかし最近の考え方では、やはり脳自体の解剖学的な差が大きく影響していると考えられている。記憶に関係する「海馬《かいば》」は、女性の方が男性より大きい。大きいということが意味するのは、神経細胞がたくさんあって、機能が優《すぐ》れているということである。

また、驚いたり怒ったりしたことを忘れられない記憶にさせる「扁桃体」という場所も発達している。だから女性は結婚記念日や誕生日など、うれしかったことを記憶に強く結びつけやすいのだ。

逆に、この脳構造の特徴によって、自分の感情が強く反応した時の記憶はずっと残ってしまうため、配偶者と喧嘩をすると様々な過去の記憶を思い出し、感情的になりやすい。さらに女性は共有することに意味を見出すので、「相手も自分の大事な記念日を記憶していて当然」と考えがちだ。

一方、男性は物事を追求していくタイプの脳なので、自分に直接利害のないことであれば、ほとんど忘れてしまう。基本的には自分の誕生日であろうと関心がないということになる。しかし、自分の趣味や好きなことの数値などには異常なほどの記憶力を発揮する。車好きなら排気量から馬力、最高速度などをすぐに覚えてしまう。

つまり男性にとっては〝いま〟が最も重要であり、記念日には興味がないということになる。

単純に女性と男性の記憶力を比較すれば、女性のほうが優れている。さらに女性はポジティブな画像を見ると、男性よりも感情がかき立てられる。だから楽しかったことへの記憶は男性より強い。男性はその場で楽しくても、すぐに忘れてしまう。

脳やその使い方の違いを考えると、男性の記念日への感覚では、女性が期待するようなことはできない。つまり男性は、かなり意識して記念日を考え、行動するべきだろうし、それができれば女性をターゲットとするビジネスも成り立つだろう。

例えば、女性の結婚記念日、誕生日などをあるサイトに登録しておけば、レストランの予約を促《うなが》してくれたり、今年のプレゼントにこんなものはどうかとアドバイスしてくれるサイトを作れるはずだ。クレジットカードなどの情報と連携すれば、個人の好みもわかってくる。しかし、いわゆるブラックカードですら、そこまできめ細かいサービスはできていない。

つまりサービスをビジネスにしている業者ですら、女性の記念日に対する思いを十分に理解していないということだろう。

相手の脳を喜ばせるプレゼント術

プレゼントはどういう理由であれ、もらってうれしいものだ。なぜプレゼントをもらうとうれしいのだろうか、そんな素朴な疑問を脳科学の見地から説明すると、プレゼントは脳の報酬系と関係しているのだ。

脳の報酬系は快感を作り出す非常に重要な場所であり、何かをもらってうれしいと感じるとドーパミンが出て、その感覚を作り出す。その快感の記憶こそが、その後から期待感にもなる。だから同じプレゼントであっても渡し方や演出の仕方で相手の喜び方が違ってくるのだ。

子供のときにもらったクリスマスプレゼントを思い出せば、胸を躍らせてクリスマスを迎えたころの感覚がよみがえるのではないだろうか。

それはプレゼントをもらったときの快感が非常に強烈な記憶になっているからだ。しかし、同じプレゼントでもただ渡せばいいということではない。そこには脳の科学を利用したプレゼント術が存在する。それは仕事にも応用できるものだ。

渡し方のコツを脳科学から提案してみよう。

(1) 相手を喜ばす二段構え

相手にドーパミンをたくさん出させるコツは、先にがっかりさせることだ。いったんがっかりしてから喜ばせると、よりドーパミンが分泌されて、うれしさが増す。

つまりプレゼントは二つ用意する。最初は相手がちょっとがっかりするようなプレゼントを。しばらくしてから「実はもう一つあるんだけど……」と言いながら本命のプレゼントを渡す。

これはスティーブ・ジョブズも使っていたやり方だ。脳科学的に効果的な手段なのだ。こういった手法は映画などにも使われていて、「こんな単純な結末なんだ」と思わせておいて意外な最後を用意する。ビジネスにも応用できるはずだ。

パチンコなどの当たりの演出もうまくこれが使われている。確実に確率変動の当たりのパターンでありながら、当たらないでがっかりすると、そのあと当たりがタイミングをずらして来るという演出がされている。

(2) 相手の期待を裏切るタイミング

クリスマス・イブにプレゼントは当たり前で、相手もある程度想定している。だから、そんなときに普通のタイミングでもらっても喜びは少ない。もちろん相手の期待を全く裏切ってしまうとひんしゅくを買ってしまう。だから前述のような二段構えで、期待通りのタイミングでちょっと渡しておき、帰り際に本命を渡すという時間差攻撃のような渡し方をすると、さらに想定外の喜びになる。

脳には慣れが生じやすく、バレンタインでいろんな人からチョコレートをもらえば、次第にうれしくなくなってしまう。その脳の慣れと予測を裏切ってこそ、効率のいいプレゼントということになる。

新車発表でベールに包まれたところから新車が出てくるのは当たり前である。ベールを取ってもそこに新車はなく、天井から現れれば驚きと感動を作れるはずだ。相手の期待と想定を心地よく裏切ることも非常に重要なのだ。

(3) 相手自身が欲しいと気付いていないものを探す

これは相手との人間関係ができていて、趣味や人格をよく理解していないとできないことだ。

相手の趣味が古いブリキのおもちゃを集めることなら、そのことを頭に入れておいて、旅先で相手が喜びそうなブリキのおもちゃを買っておき、誕生日や何かの記念日に渡せば最高のプレゼントになる。

自分の趣味を知っていてくれたことに加え、こんなブリキのおもちゃがあるんだと想像もしていない物であればあるほど、本人の喜びも大きい。

そのためには自分が様々な情報を持っていなければいけない。つまりプレゼント探しに自分の時間を費やすこと、それが相手にも伝われば、プレゼント以上の効果をもたらすはずだ。

高価なものを買って渡すだけがプレゼントではない。脳科学に基づいたプレゼント術を学ぶべきだろう。

勝利は脳を育てるか

テレビが世の中に出てきたときは、街頭テレビで力道山《りきどうざん》が外国人レスラーをやっつけることが見る側の快感だった。しばらくしてプロ野球の王・長島の活躍に驚喜していた。そしてオリンピックで金メダルを取るようになると、世界一ということに価値を見出すようになり、そこまでいかないと見る側の本当の快感にならなくなってきた。

だから最近のプロ野球に団塊《だんかい》世代は共感できずに、試合中継を見ることがなくなってしまった。団塊世代の勝負についての快感の変化の結果と言えるだろう。フランチャイズ色が強くなりすぎたプロ野球に興味が持てず、ワールドカップの予選で苦労している男子サッカーをつまらなく感じてしまうのだ。

一方、テニスの錦織圭選手は世界ランキング10位以内に入ってきて、世界一に手が届きそうである。弱くて世界に通用するとは思われていなかったラグビーがワールドカップで南アフリカに勝利したり、3勝したりすると、その快感は今までの国内プロ野球で満足していた脳とはすっかり変わってきていることに気がつく。

頑張ったから素晴らしいとか、努力することが大切といった精神論でカバーしながら世界に負けるということでは、満足できない勝負脳になってきている。世界を舞台に活躍するゴルフ、テニス、卓球では、やはり世界を相手に勝たなければダメなことに気がつくし、そこまでいかないと見る側も本当の快感を得ることができなくなってきている。

これは脳内のドーパミンの受容体が次第に大きくなって、ちょっとしたことでは快感を得られなくなってきている証拠である。それは如実《にょじつ》にテレビの視聴率に反映して、地上波でプロ野球の中継はなくなり、サッカーJリーグも地上波のゴールデンタイムから消えた。それはやはり勝利の快感を国内リーグ戦ではもはや得ることができなくなっているからだ。

やはり世界一を目指すことで、そこで勝ってこそ、達成感やら満足感を見る側も得ることができる。つまり勝利に対する貪欲《どんよく》さは、次第に強くなるし、高度になってくる。満足させるには、選手側が高度な練習をしたり、今まで以上の努力が必要になるはずだ。それは当然、選手のレベルアップにつながっていく。

国内リーグの勝利で満足できていた脳は、すでに選手より先に世界を見てしまっている。つまり世界一がいかにすごいことか分かってきているのだ。見る側もその快感を求め、それを満足させてくれるスポーツを見たくなってくるものだ。見る側も、やる側も、快感のレベルをアップするしかない。

サッカーの中田英寿選手がワールドカップで敗退したとき、グラウンドで仰向けになって呆然《ぼうぜん》としているシーンは今でもはっきり覚えている。世界の中で勝っていく快感を知っていた中田選手は、あのワールドカップの敗退ですっかりサッカーへの意欲を失ったように見える。世界での勝利を知っている者にしか分からない快感であろう。

私たちも錦織選手のテニスや、ラグビーを見ることで、世界の中で勝利していく快感を覚えてしまった。しかし、その快感こそが私たちの勝利への意欲を高め、スポーツ選手も同じように、その快感を求めて努力するようになるはずだ。

国内リーグの勝利で一喜一憂《いっきいちゆう》しているスポーツは衰退していくだろう。人間の勝利への欲望のレベルは、どんどんアップしていく。それを満たすプロスポーツは、さらなる飛躍をしていくしかない。

四章

社長の脳は
デジタル化できるか

——脳を経営に活かす12の片づけ

ポジティブな妬みが新しいものを生み出す

トップに立つ人にもっとも必要なものに、「オリジナリティ」と「人を驚かせる面白さ」がある。

スティーブ・ジョブズはまさにその天才、常に消費者を驚かせるものを作り続けてきた。それはマーケティングだけでは決して得ることができないだろう。なぜなら、消費者は自分の知る範囲、あるいは想像の範囲でしか物を考えることができない。「こういうものがあれば便利」と考えることは容易にできても、「そんなものがあったのか」と驚かせる発想はそうそう思いつくものではない。そういう思考は〝必要がない〟からできないのだ。いままで商品化された画期的なものはマーケティングで出てきたものは少ない。

一流のアーティストもやはり驚かせることに長けていて、それが感動につながる。それを才能と呼ぶ。次々に「こんな描き方があったのか」「これをモチーフに使うのか」というような驚きを生み出す。いったいどうすれば、それが可能になるだろうか。

(1) 自分が本当に驚くことなのか

自分が面白いと思う時こそ、本当に感情が動かされて瞬時に記憶へと残っていく。他人の評価を元に考えるのではなく、「他人の評価とは関係なく面白い」と言える勇気も必要だろう。

現代の社会では、多くの人が面白がっている情報はいわゆる手垢《てあか》のついた情報であり、それ自体に価値がなくなってきてしまっている。世界中で何百万回と再生された動画というには、その時点で情報としての価値を失っているわけだ。

(2) 専門外の情報、人脈を持てるか

仕事が専門になればなるほど、人脈は狭くなり、情報が限られたものになってしまう。方法論や目的が同じである場合、その専門家からの意見を聞くという情報収集の方法がある。例えば新しいナイフを開発する場合、技術者だけでは全く違う視点から物を作り出すことはまずできない。外科医、コンビニの店員、画家、料理人などを集めて意見を聞くほうが、想像もできないものが生まれるはずだ。

自分が優位に立てる同じような人間関係の中では、どうしてもブレイクスルーすること

が難しくなってしまう。

(3) それは楽しくなれるものか

ウエアラブル端末、最近では腕時計型の様々なタイプが出ているが、なかなか爆発的な普及とはいかない。一般の人は、万歩計の情報を毎日知りたいとは思わない。多くの人はそのメカを必要としていないのだ。

効率だけを求めたものは結局、商品として成功しない。

(4) ポジティブな妬《ねた》みを生み出せる情報か

高級外車は、妬みを生む商品だ。と同時に、「いつかは自分もあんな車に乗りたい」と思わせ、買うために努力をしようと思わせる商品だ。

脳には羨望《せんぼう》を感じ、他人の失敗を喜ぶ部分がある。その場所は脳の線条体《せんじょうたい》という場所であることも分かってきた。線条体は報酬系《ほうしゅうけい》の一つであるので、人の不幸が快感となる。人の不幸に対するうれしさの強い人ほど、線条体の活性が高い。

妬みが強い人は腹側前部帯状回《たいじょうかい》の活性が高い。同時に、人の不幸に対しても帯状回の活性が高い。つまり、人の不幸が自分にとっての快感を作り出してしまうわけだ。妬みの対象となる人が不幸になると、その人の優位性が下がり、逆に自己の劣等感が軽減され、心の痛みが緩和し、心地良い気持ちになる。

しかし、進化の過程で妬みという仕組みが失われていないからには、何か人間の脳にプラスになっているはずである。広い視点で妬みについて考えれば、努力して優位性を持とうとする衝動に結びつき、その人の進歩につながっていくはずだ。羨望は、さらなる飛躍のための脳の仕組みでもある。他人の失敗を喜んでいるだけなら脳の進歩はない。

そして「欲しいな」「いいな」と思える情報を提供することは、他人に意欲を作り出すきっかけにもなる。まずは自分が本当に欲しいと思えるものを、どれくらい知っているかが問題となるだろう。

ストレスに強い脳の正体

現役の人は、同じ年齢の人に比べて若く見えるものだ。同窓会で定年になった同僚を見ていると、自分が若いと自負する経営者も多いのではないだろうか。

その差はどこからくるものだろうか。見た目の若さだけが重要なことではないのだ。

それは単に自分が現役で働いているというだけではない。様々な調査から、成功した経営者は楽観的な人が多いとされる。実はこの楽観的なことこそ、脳の若さを保つ非常に重要な要素なのだ。

楽観的になると右脳が刺激され脳の神経細胞が増えることがわかっている。神経細胞が増えるということは、脳が若返るということだ。さらに重要なことは、楽観的になることによってストレスを早く解消できることだ。ストレスと脳の関係は経験的にはいろいろ言われてきた。ストレスと病気の関係もよく言われることだ。

何事につけて、それはストレスが原因ではないかという言い方をいまだにする。

しかし、脳とストレスの関係はもっと密接なものだ。ストレスは脳にとって非常にマイナスに働く。ＰＴＳＤ（心的外傷後ストレス障害）と呼ばれる脳の障害がある。大災害や戦争などを体験したあとの強度のストレスによって記憶障害を起こす場合を言う。

この場合はストレスが長引くことで、海馬《かいば》の神経細胞が破壊されることがわかっている。だからストレスをいかに早く回避するかが脳を守ることにもなるのだ。心配ごとや不安が多い人に、認知症の前段階といえる、軽度認知障害が起きやすいと言われている。想像以上に脳はストレスに弱いものだと認識するべきだ。見た目は強そうな人間も以外に弱い面を持っているものだ。ストレスに強いという人はそうそういない。

ストレスを放っておけば、脳の一部が破壊されていくので、認知症を起こしやすくなると考えられている。

会社の社長という立場は、どう考えてもストレスが多いはずだが、それに打ち勝って事業も成功させていく脳は、やはりかなりストレスに強い脳を持っているはずである。

アメリカの研究で、訓練によってストレス耐性ができるかどうか調べたものがある。それによれば、訓練ではストレス耐性ができないという結論になっていた。

つまり脳を鍛えてストレスに強くなるということは難しいようである。となれば、むしろストレスに強い脳を持った人が、社長になっているとも言える。辛いことがあっても、それを乗り越えられるだけの楽観的な能力を持っているのではないだろうか。

あるいはうまくストレス回避できる能力、それは酒や人とのつきあい、ゴルフというように個人的に違うであろうが、自分が気がつかないうちに、ストレスの回避方法を知っているということかもしれない。

もうひとつ別な見方もできる。ストレスは必ずしも人の脳にマイナスにはならないということだ。

例えば仕事を今日中に仕上げなければいけないという軽度のストレスは、がんばろうという意欲を作り出す。脳の中ではアクセルを踏んだ状態、つまりノルアドレナリンという脳内物質が出て、脳の活動が活発になってくる。

それによっていつもより脳はしっかり機能するわけだ。元々、ストレスに強い脳を持ち、さらにそのストレスをうまく利用できるとすれば、かなり楽観的な脳を持っているということでもあるだろう。

失敗をすれば、さらなる成功のチャンスと考えられるのが経営者の脳であろう。事実成功している人はそういうとらえ方ができる。

楽観的になるといっても単に経験的にということではなく、実はこれは前頭前野《ぜんとうぜんや》と呼ばれる人間のもっとも高度に発達した部分の機能である。

失敗して反省だけをしたり、事業を辞めてしまったりするのでは成功は手に入らない。それを乗り越える脳は、視点を変えて、会社を改革できるチャンスと考えたり、会社の方針を大きく別の方に向けることができる。常に発想の転換によって視点を切り替えることができ、楽観的になれるなら、十分前頭前野が働いているということだろう。

楽観的に考えるというのは、マイナスな要素をいかにいまの自分に役立てられるかと発想できる能力でもあるのだ。

失敗や危機的状況に意味を見いだせるかどうかである。

社長の脳はデジタル化できるか

コンピューターと人間の将棋《しょうぎ》の戦いである電脳戦では、プロ棋士《きし》と将棋用のＡＩが戦ってきたが、２０１３年には、プロ棋士が初めてＡＩに敗れ、最近ではＡＩに勝つことがプロ棋士でも難しくなった。

ただ、ＡＩの研究レベルでは、将棋用ＡＩはあくまでコンピューターの知性で勝っているわけではない。そのために将棋はＡＩ研究の対象としては終わったと言う研究者もいる。囲碁も２０１６年に人工知能ソフト「ＡｌｐｈａＧｏ」が韓国の世界でもトップの棋士に４勝１敗で勝ってしまった。

私たちが経験や学習で行ってきたことをデジタル化して、それをメカにやらせるだけでなく、思考のレベルでもコンピューターを使うことが可能になってきたわけだ。

すべてのことがそういう方向に向かっている。車の自動運転、飛行機の操縦、さらには日本酒の製造まで、様々な分野に広がっている。一方で、そのようになんでもデジタル化することを嫌う人もいる。人間がいわゆる勘でやってきたことをすべてデジタル化することは、大げさに言えば人間の存在を脅かすことになる。

しかし、実際には日本酒の製造にまでデジタル化は及んでいる。「獺祭《だっさい》」で知られる酒造メーカーは杜氏《とじ》がいなくなり、やむなく酒のつくり方をＩＴ化して大成功している。それでも、最後は人間の勘《かん》（極《きわ》みの技《わざ》）に頼っていたことを機械やコンピューターに任せるには、まだまだ抵抗があるのも事実だろう。

車も完全な自動運転まではいかないまでも、最近の車には前の車に追随していく装置がある。人がアクセルもブレーキも踏まずとも、前の車との距離を保ってくれる。実際に使ってみると、やはりかなり怖い。かなり接近してからブレーキがかかるので、メカを信用できずに思わず自分でブレーキを踏んでしまう。止まるということ一つとっても、メカと人間では感覚的に同じではないようだ。

電脳将棋においては、若手棋士が今までの常識では考えられない手を打って勝っている。データ解析型のコンピューターは、人間がデータを入力したこと以外のありえない状況では、的確な判断ができないのではないだろうか。

様々なデータのデジタル化は、あくまでも人間の経験があってこそだ。車の自動運転なども実際に始まってくると、そういった想像できなかったことが起こる可能性がある。

電動自動車のテスラーが、自動運転の実験を重ねていたが、２０１６年5月にフロリダ州で事故を起こして初めて問題になった。ただテスラーの実験車はまだ完全な自動運転ではなくあくまでも高度運転支援機能レベルの事故であり、まだまだ人間が完全に手放しで乗っていてもいいという自動車ではなかった。前の車への衝突を回避する「クルーズ・コントロール」と車線の外に出ていかないようにする「レーン・センタリング」機能が付いた程度なので、完全な自動運転の自動車が事故を起こしたということではない。

対局のパターンは、チェスの場合はおよそ10の１２０乗《じょう》、将棋の場合はおよそ10の２２０乗とされる。しかし囲碁の場合、盤が広く、石を置くことができる場所が桁違《けたちが》いに多いことから、その対局パターンは10の３６０乗以上である。

すべてのパターンを計算するには、コンピューターをもってしても膨大な時間がかかってしまう。つまり普通に計算をしていては、答えがだせない。

だからこそ「直感力」が重要になるゲームだった。

それが「ＡｌＰｈａＧｏ」は、深層学習という人間に近い方法で考え、碁をさしている。ただ、今回人間が1勝したときは、それもよそうできないような手を打つことで、コンピュータを暴走させた。

つまりまだコンピューターは非常にまれな状況での判断ができないのだ。まだまだ想定外の様々な状況に反応できるレベルではないということだろう。それでも最近のＡＩはデータだけではなく、思考が可能になってきている。

私たちは、いまだに多くのことを直感に頼っている。社長が高齢になっても的確な判断が可能なのは、過去の経験値が非常に重要だからだ。そういった過去の経験をすべてデジタル化するには、さらに時間がかかるだろう。しかし将来、ほとんどのことがデジタル化される時代は来る。それは決して否定的な世界ではない。「機械なんかに任せられるか」という時代は必ず終わりがくるはずだ。

残されたものは、人間の創造性ということになる。脳が持つ未知の機能は、完全には分かっていない。ＩＴが突然、ｉＰｈｏｎｅのような物を創造するときが来るには、まだまだ時間がかかるだろうし、予測できないことに対応できる人間の技術や能力のデジタル化には時間がかかるだろう。つまり社長の仕事をＩＴが引き継ぐのは、まだだいぶ先のような気がする。

しかし、ＡＩの進化は想像を超えているので、意外に早く、単純な判断から会社での需要な決断までＡＩが行う時代が来るのかもしれない。

テレビ会議で脳はどう働いているか

ある大手企業の本社を見学させていただいた。最新の機器や働きやすそうなスペースに驚かされた。しかし一点、おやっと思うところがあった。週に一回、傘下《さんか》にある世界中の会社を含めて会議を行うという。もちろん、社内の人間を全員参加させられるスペースはないし、海外の社員はネット経由によるものだ。映像を通じて参加するしかないという事情がある。

テレビ会議は出張経費削減にもなるし、会社にとっては有効な手段だととらえられている。しかし、そこには落とし穴もある。自分たちが合理的だと思って行っている当たり前の習慣を見直すことは、社員との新しい関係を築くきっかけになるだろう。

例えば、少人数のテレビ会議であれば、それぞれが意見を言える。しかし大人数であれば、そうはいかない。社員はただカリスマ社長を映像で見るということになる。とても意見を言えるような場ではない。社長が自分の意見を部下に伝えるには良い形式であるが、現場からの声を拾うことはできない。

日立製作所の中西宏明会長は、以前いた会社のテレビ会議で、従業員からの反応が全くなかったことを反省し、経営陣に世界中の営業所を回らせて直接対話する「タウンホールミーティング」を行ったところ、現場の意識が全く変わってきたという。日立の社長になったとき、同じように各事業所に出かけていき、1時間の質疑応答によって従業員の意識改革をしたという。大人数でのテレビ会議は形式が重要な場合にするものであり、現場の声を吸い上げるためのものではない。そのことに早く気が付き行動したことは、やはり直接対話のすばらしさを理解していたということだろう。

ネットがこれだけ普及すると、人と直接会う機会が減るのではと考えてしまうが、決してそんなことはない。結局、最後は人に会い、直接話し合う必要がある。特に営業などでは、まず直接会ってもらえるかどうかが仕事の成功の鍵になってくる。

私たちが人と話をするとき、脳は非常に刺激を受けている。相手の表情、身振り、目線、声の強さなど、相手に会うということで、単に話をするだけではなく、相手の熱意や思考を感じることができる。テレビ会議の世界では、やはり相手の心を感じるほどの情報は汲《く》み取れない。対面することで五感を使い、相手を解析できるのだ。

さらに会話はタイミングが非常に重要であり、相手の話が終わりそうだと判断して、自分の脳で作り出した言葉を使うという複雑な行動を、ほぼ無意識のレベルで行っている。的確な会話ができるのは、脳のタイミングを測る機能がうまく作用している証拠である。それが狂ってしまうと、不快な相手という判断をされてしまう。気持ち良く会話ができること自体、仕事がうまくいくチャンスにもなる。テレビ会議ではとてもそこまで望めない。

ＡＩなどが進んでくれれば、医者も機械任せで病気の診断が可能になる。それはもうすぐ実現するだろう。ただし基本的には、医者と患者が対面しなければ、お互いに満足できる診療はできない。

物を買うには、人と対面せずにネットで購入するのが普通のことになっている。しかし、すべてがそれで済んでいるわけではない。八百屋さんでちょっとした会話があれば、野菜にストーリーが生まれ、味が違ってくるものだ。おいしい寿司も、なじみの店に足を運び、大将の軽妙な会話とともに味わってこそ味わいが出てくる。

なぜシニア市場で失敗するのか

私は神経内科が専門なので、日常診療の多くがお年寄り相手である。高齢者というと医学的には65歳以上を指すが、実際に高齢として感じられるのは80歳を過ぎてからだ。70代は、健康であれば特別に高齢者としてみる必要はない。

しかし、多くのマーケティングでは70代をシルバー産業のターゲットとして捉《とら》えている。逆に、70代の当人はシルバーと言われることに抵抗感があり、自分とは関係ないと思っているのだ。多くの企業はそれに気がつけないでいる。

高齢者を対象にマーケットリサーチしても役に立たないことが多い。その理由は、彼らが建前の回答しかしないからであり、本音が見えないからだ。

ロボットとともに介護施設を訪問して、一緒に体操をして楽しませるというようなことが行われている。インタビューすれば「こんな新しい器械と遊べて」と答えるが、本当は「わざわざこういうことをしてくれているのだから、感謝しなければいけない」という義務感、あるいはそんな演技をしているものだ。ロボットを持っていったほうはそれを理解できないので、お年寄りに喜んでいただけたと勘違いするわけだ。

どう考えても、お年寄りの相手に必要なのはロボットではなく、人間の話し相手であるはずだ。本音を言わない高齢者の態度を誤解してしまう典型である。

技術者には、自分たちが便利だと思う機能のほとんどが、高齢者に必要とされていないということがわからない。技術者はどうしても便利さや機能を増やしてしまうものだ。

しかし、高齢になってくれば行動は限られ、パターン化したものになる。例えば、最近のテレビリモコンは地上波、ＢＳ、ケーブルテレビなどの切り替えをしてからチャンネルを選ぶ必要があるが、それをできない人が多い。しかしダイレクトにＢＳのＮＨＫを選択できるようなボタンはない。だから高齢者はＢＳを見なくなってしまう。

そのあたりのことを、なぜ技術者は理解できないのだろうか。マーケティングでは見えない、高齢者の行動を理解しなければいけないが、その情報はアンケート調査などでは決して見えない部分であり、実際に自分たちが高齢者の行動を見なければ理解できない。臨床現場へ足を運ぶ技術者は少ないので、いつまでも現実が見えない。

想像と現実の違いを現場で体験しない限り、シニア市場におけるヒット作は現れないだろう。

ロボットが介護やシニアの世代に受け入れられるような勘違いをしていることが多い。しかし、現時点のようなレベルのロボットが介護をしても、介護される側はうれしくはないだろう。あくまで介護する側の仕事が楽になるというレベルでしかない。つまり、開発している側の視点でしかないのだ。

便利なことは、高齢者にとって迷惑なことが多い。彼らは自分たちの経験、あるいは既存の知識や習慣で対応できることを望む。

例えばスマホでは、スワイプすること自体できないことが多い。だから高齢者向けにタブレット型の端末を使ってもらおうなどというプランは、そもそもかなり無理がある。つまり、そこにマーケットはないのだ。彼らはボタンを押した感覚がはっきりわかるものでないと使えないということだ。同時に物事を処理しづらくなるのが高齢者の脳である。であれば、機能はできるだけシンプルでないと、結局は使われることがない。

子供や孫とつながるための様々なＩＴ機器があるが、ほとんど使われることはない。親は子供にいちいち生存確認などして欲しくないし、孫と長い時間、コミュニケーションを取ることも面倒なのだ。もっと自由に、制約なく生きていたい――当たり前で誰もが持っている感覚を活かすＩＴ機器や、サポートするメカが必要である。

買い物へ行くための手押し車は、なぜか重心が低く、腰が曲がってしまうものが多い。最も使いやすいのはスーパーの店内にあるショッピングカートだと多くのお年寄りが言うが、いまだにそんなタイプの手押し車は目にしない。高齢者と一緒に考えて商品を開発するには、十分すぎるほどの温かい目と、本音を聞き出すための仕組みが必要である。高齢者マーケットは、まだまだ未知の市場であるとしか言いようがない。

現場主義と右脳の関係

シャープが台湾の会社に買収されてしまった。シャープの商品というのは、アイデアがありオリジナリティが高いものが多かった。

しかし、液晶テレビを商品の中心にして過剰な設備投資が会社の経営を圧迫してしまった。小さな組織であれば、個人の独断で商品が出せたのが、次第に大規模な会社になっていくと合議制になっていき、オリジナリティの高いものがだせなくなってしまう。

ソニーなども同じような状況にあった。

つまり、開発者が次第に消費者の本当のニーズを見なくなってしまうのだろう。素朴にこんな商品があればという声が届かなくなってしまうのだろう。

こういった現場を見ない商品作りはやはり会社の力を落としていってしまう。

いかに現場を体感することが重要かわかるのではないだろうか。

それは「現場に学べ」と、どんな職種であろうと言われ続けてきた。机の前で考えているよりも、現場から得られる情報の方がずっと刺激的でアイデアも生まれやすくなる。

医学の世界では、臨床医として優れている医師の結論は「患者から学べ」である。ある学会で高血圧を専門に研究している教授が、会場から「先生はどんな診療をしているのですか?」という質問をされ「私は血圧を測っていないので……」と答えて場内が凍《こお》り付いたという。

現場を見なくなったら、臨床医としては通用しない。

手術をしない外科の教授など、結構以前は普通にいた。

シルバー産業というものがなかなか成功しないのは、他の年代と違ってマーケティングがほとんどできていないからだ。というより、通常のマーケティングでは高齢者の本当に欲しいものが見えないのだ。

高齢者向けの商品にボタンが多かったり、表示の文字が小さかったりする。実際に使うことを考えれば、それだけで使われないようになるということが開発者には理解できないようだ。

やはり、いかに現場を見ていないかということだろう。多くのヒット商品は、現場での当たり前の疑問や「こういう物があれば」という声をヒントにしてきた。開発するスタッフだけでなく、経営者自ら現場に出て行くべきなのだ。現場の空間は脳、特に右脳に刺激的である。空間刺激あるいは空間体験と呼ばれるものが脳を刺激して、アイデアを作り出すチャンスとなるのだ。

現場に出ていく経営者がいる会社は、何年たっても弱体化しない。あのマイクロソフトですら、いまやスマホにおされて、自分たちのシェアは次第に狭まるばかりだ。手作りで自分たちの独自の物を作り出していた時こそ、最も活性化していた時代であったのだろう。

会社が巨大化して、現場を見ようにも見られなくなったところは弱体化していく。サイクロン式掃除機のダイソンは、社長自ら開発にかかわっていく。現場主義を貫けるかどうかが、大きな会社に成長していくときの重要なリスク管理ともなる。

それほど現場空間の刺激は強いものだ。そのことが分かっていても、次第に机の上で情報を集めようとしてしまう。

その結果、次第に先が読めなくなって時代からずれていく。これは多くの会社が経験してきたことではないだろうか。

空間からの情報には、そこで働く人の声、行動、音、空気などすべてのことが影響してくる。これは、地図を見たときと実際にその場に行ったときの違いを想像してみれば分かりやすい。

地図で位置関係をいかに頭に入れていても、実際に行ってみて目の前のビルが想像以上に大きいと、それだけで方向を失ってしまうことがある。立体的な構造を地図だけで想像することが、いかに難しいか実感するものだ。

ネットなどでバーチャルなものが手に入って、予測ができるようになった。しかし、それでも私たちの脳の中で組み立てられる立体のイメージはまだまだ抽象的なものだ。バーチャルな世界はリアルな世界にまだまだ追い付くことはできない。

リタイアしてから多くの人が旅行に出かけるが、それはテレビなどでいくら旅先を紹介されても、実際の旅から得られる情報があまりに刺激的なことが分かっているからだろう。

そのように考えると、いかに現場での情報（脳への刺激）が重要であるか分かってくる。机の前に座って、人に会うだけ、書類に目を通すだけになることが、経営者としていかに危険なことか理解できるのではないだろうか。

現場を見るということは、右脳を刺激して、創造性も高くしてくれるのだ。

新しいものを生み出せなくなるのは、やはり現場を見ない社員が、商品を作ろうとするからではないだろうか。

以前は多くの会社に余裕があって、ある研究室では1年間、1000万円を好きなようにつかっていいということがあった。

海外旅行をしていてもいいのだ。それくらいの余裕がなければ、オリジナリティの高いものは生み出せない。

効率と原価だけを見ていれば、結局、会社は行き詰まってしまう。

新奇性追求という旅の考え方

団塊世代のマーケットでは、旅行が最大のものであろう。

昔は団体旅行であっただろうが、さすがにそういったことを経験してきている世代であるから、旅行といってもさらに従来ではない旅が求められる。

いかに新しい体験ができるかということだろうが。

いずれにしても旅は私たちの知識や経験を豊富にしてくれるだけでなく、旅そのものが私たちの脳を活性化してくれる。

旅から帰ってくると妙に元気になっている人がいる。これは旅という新しい経験が脳を刺激していろいろな脳内物質が出たり、前頭葉が元気になった結果ではないだろうか。

旅といってもいろいろな旅があるが、重要なことは自分で行き先を考え、交通機関を予約して、できるだけ個人旅行をすることだろう。旅行プランを立てるとき、前頭前野と言われる前頭葉の一番先の部分を刺激することができる。

立案、計画、実行というのは前頭葉にとってもっともいい負荷《ふか》でもある。

いろいろな情報から選択していくので、脳の一時的な記憶装置であるワーキングメモリーも刺激することになる。これらは年齢と共に機能が落ちてきて脳のキレが悪くなるため、鍛えておく必要がある。人任せではない旅であることが大切だ。

なんでも旅がいいというわけではなく、自主性のある旅であることが大切だ。

カリフォルニア大学の研究によれば、旅行前に強いストレスを感じている人は旅行に行ってもストレス解消にはならないが、適度なストレスを感じている人ならば旅行に行くことでストレスが解消されるとしている。

なので、仕事での多少のストレス解消なら旅はいいことになるが、あまりに難しいストレスを抱えて旅へ行ってもだめということだ。リタイアしていればそういった心配はないので、やはり旅はプラスになる。

またオランダの調査によれば、次の旅行について考えるだけで、旅行の8週間前から幸福感が高まるという。これもまた旅行のいいところで、行く前から期待感が高まり、脳内のドーパミンの分泌が持続するというわけだ。ドキドキする感覚、これこそが脳を刺激していくのだ。

仕事に疲れたら旅に出るということは、脳科学的にも意味があるのだ。セロトニンという脳内物質は、たくさん分泌されていれば心が落ち着き、足りなくなれば不安感が出てきて、ひどくなればうつ病になる。このセロトニンは、個人差に加えて国民の差も大きい。

セロトニンの量に関係するセロトニン・トランスポーター遺伝子というものがある。セロトニン・トランスポーター遺伝子は、SS型、SL型、LL型の3種類がある。SS型の人は一番不安を感じやすい。LL型の人は前向きで、ポジティブに行動する能力を持っている。

日本人はSS型が多く、アメリカ人はLL型が多い。だから日本人は保守的で、アメリカ人は大胆でリスクを冒すことを怖がらない。旅好きは冒険心が旺盛で、新しい刺激を求めるタイプであるから、セロトニン・トランスポーター遺伝子で考えればLL型が多いはずだ。

つまり旅行好きは、脳をさらに刺激する環境を求め、時々旅に出たくなる。大胆な判断ができることと、冒険好きは一致してくるのだ。社長タイプはやはり冒険ができるようなリスクを好むタイプであることが重要だろう。

旅は、単にストレス解消とか楽しみとするのではなく、新奇性追求という一つの性格のあらわれと考えたほうがいいだろう。旅も面倒であまり行っていないという状況では、新しい発想や大胆な判断ができなくなっているということかもしれない。

旅行好きの社長がいる会社は、むしろまだまだ右肩上がりの可能性がある。もう世界中だいたい行ってしまったからもう旅もあきてしまったということはまずないだろう。

旅行会社ももっとマニアックで冒険型で体験型を企画しているところもある。

一般的な旅行会社ではなく、そういったマニアックな旅行会社へ行けばまだまだ世界には知らないところがたくさんあることがわかるはずだ。

高級車への欲望が会社を成長させる

ある程度お金が入ってくると、男はいい車に乗りたくなる。とくに急激にお金持ちになるとまず買うのは高級外車だろう。

医者に高級外車が多いのは、入ってきたお金を使う時間や物が限られてしまうからだろう。

そんなこともあり、車には乗っている人の性格、願望、経済力が現れる。大手企業では社用車になるので、どれも同じような黒塗りの車になるが、それはそれでステータスがあるのだろう。

個人経営者で考えると、例えば昔の開業医などは当初スクーターで往診を始めて、次第に儲かってくるとスバル360になり、コロナになって、クラウンになり、さらにベンツというのが開業医成功ストーリーのようなものだった。

しかし、最近では車への価値観がかなり変わってきて、ライフスタイルそのものの表現のようになってきた。

若者が車を欲しがらないということもある種の問題にされている。格好いいスポーツカーに乗って彼女とデートしたいと思っていたのは、団塊《だんかい》世代であり、昔の加山雄三の映画など見るとそんなシーンが必ず出てくる。

見る側もそれにおおいにあこがれを抱いていた。

車は移動手段だから何でも同じだと思う人と、できるだけ快適な空間の中で移動したいと思う人では、自ずと選ぶ車が違ってくる。車を分かっている人は、車にそれぞれ個性があることを知っている。どれも同じだと思う発想では、意欲や発展性をそいでしまう。

そして、ただの移動手段と考える人は、新しいことを体験する重要性を無視するようになる。つまり発展していく可能性をそいでしまう危険を秘めていることになる。それは車だけに限らず、仕事にも必ず影響してくるはずだ。こういった傾向は、過去の知識や経験に依存することで、新しい発想を抑制してしまう。

いま再び、高級な外車が売れ行きを伸ばしている。経済状態が良くなると人の欲望が上昇志向に変わるという典型的な現れである。自分の成功の証《あかし》に高級車が欲しいというのは、当然の欲望と言っていいかもしれない。むしろ高級な車とは、そういった欲望を満たすための商品ということなのだろう。

300キロのスピードが出せても、実際に出せるところはサーキットしかないし、車幅も2メートルを超えると、東京都内では駐車場がかなり限られた場所しかなくなってくる。どんなにスピードが出せても、一車線で前をゆっくり走る軽自動車に利便性で勝てない。

大型車を買って感じるのは、いったいどこへ乗って行けばいいのかということだろう。結局、所有する喜びでしかないことに気付くのかもしれない。私の友人はフェラーリを持っているが、フェラーリのホイールを綿棒で磨くことが楽しみだと言っていた。

一時期、ハリウッドスターがハイブリッド車を買うことに優越性を示していた時期があった。大型の高級車より、それが良いことのように思ったのだろう。しかし、残念ながら人間の脳は、より大きなものを渇望《かつぼう》するようにできている。

海鳥が崖に作った巣に戻り、転がり落ちた卵を戻すときには大きなものから戻すという。たとえ偽物の卵であっても、大きなものを優先するというのだ。それくらい動物には、大きさに対して本能的な願望があるのだろう。

その本能は、人間の進化にも大きく影響してきた。小さな船から巨大な客船になり、小屋から巨大なマンションになっている。個人の欲望を見ても、車や家、あるいはマンションであろうと、広く大きなものに憧れを抱き、それを所有するために一生懸命に仕事をすることになる。

つまり、経営者が抱く大きな願望がそちらに向かないと、結局は消極的な行動になってしまう。社長の乗る車は、社員の憧《あこが》れの車でなければならないのだ。

急にお金持ちになるとなぜ失敗するのか

一流スポーツ選手の年収のすごさには驚かされてしまうが、逆にそのお金のために問題も多くなる。アメリカのプロフットボール選手の78％が生きているうちに破産し、プロバスケットボール選手の60％は引退後5年以内に破産するという。これは急に金持ちになると単に浪費するだけではなく、豊富な資金を事業などに注ぎ込み、逆に巨額の借金に変わってしまうためだろう。

常識で考えるなら、大きなお金が入ってきても引退後のことを考えて、しっかり貯金すべきだと思う。しかし実際には、まったく逆のことをやってしまうことになる。その理由は何だろうか。これは経営者にも言えることなのだろうか。節操《せっそう》がない、そんな言葉だけで片付けてしまうと、人間の行動の本質を見失ってしまうことになる。

「生き急ぐ」という言葉があるが、その反対にじっくり今を我慢して将来に期待を持つ、そんな生き方もある。人間の行動は二つの要素でコントロールされている。目先の利益や欲望を満たすことと、長期戦で考える利益である。

衝動的な行動は良くないと考えてしまうが、実はそのほうがリスクは高くても大きな成功を収めることがある。急激に事業が成功すると、お金が入ってきて、自分の欲しいものを手に入れたり、結婚も早くする。その結果、離婚のリスクなどは上がるかもしれないが、同時に自分の子孫をより多く残せるという可能性も高まることになる。

人間は進化の過程で脳を成長させてきたが、それよりも社会の変化のほうが早く、実際には社会の変化に人間の脳が追いついていない。つまり根源的な脳の構造や働きは、それほど進歩していないと言っていいだろう。だから、どうしても目先の獲物《えもの》（利益）を求めてしまうのは、仕方のないこととも言える。

若くして成功するスティーブ・ジョブズのような実業家は、自分のアイデアを素早く実行して、大きな成功を収める。目先の獲物を素早く追いかけることで成功を収める生き方もあるし（それなくして大きな成功はない）、長く生きてそこそこの成功と、それなりの老後を楽しむという生き方もある。これはどちらが賢く、どちらがダメという話ではない。速攻型の脳かじっくり型の脳かを自分で見極め、それに合った生き方、会社経営をしていけば良いだろう。「まあ、大丈夫だろう」そんな曖昧な判断は危険だと感じてしまうが、その精度の高くない判断こそ大きな成功につながる可能性がある。常に的確な予測ができリスクを察知できるような脳であればミスは少ないが、大きな成功を得ることも難しくなる。

確実に信用できる精度の高い危機管理能力を人間は持っていないので、危険だと感じたときに早めに退散するか、あるいはまだ大丈夫だと思って挑戦を続けて行くしかない。この曖昧で不確実な脳というものが、逆に大きなチャンスを得る場合もあるのだ。肯定的に考えるなら、小さなミスをすることで大きなミスを回避できるというわけだ。

若くして成功した経営者は、自信に満ちている。その自信は実際の実力や資金力に裏付けされていなくても、過剰な自信を持つこと自体が才能とも言える。その信用ならない自信が人を信用させ、資金が得られ、大きな成功につながる場合もあるのだ。

私たちが持っている脳は、精度も機能も曖昧で不完全である。だからこそ、目先の物に飛びつくこともあるし、長期的に成功する場合もある。自分の脳がどち向きなのか、あらためて考えてみる価値はあるだろう。

脳科学から考える謝罪の方法

テレビでは相変わらず謝罪するシーンが多い。謝罪することによって、なんとかその場をしのげることもあれば、逆に反感を買ってしまうこともある。

何かを隠して謝罪しても、結局その嘘がばれてしまいかえって問題は大きくなる。そんな謝罪会見も多い。

最初から謝っておけばと思うがなかなかそういう行動をとれないのも脳の働きかもしれない。

謝罪と脳はどんな関係があるだろうか。一般に、謝罪会見でも素直に謝罪をしない場合もある。医療訴訟が起こる原因の多くは、医者が患者になかなか謝罪しないせいだと言われる。だから最近では、医者側のミスがあれば、素直に謝罪をすることが増えてきた。結局その方が和解が早くできるからとわかってきたのだろう。

医師が患者に謝罪すれば、自分のミスを認めたことになり、医療訴訟で不利になるという意識が働きやすいからだ。

以前は、先輩医師から、「患者に謝ってはだめだ」というようなことをたたきこまれた。それは単に自分たちの保身のために行っていた経験論だった。

人を怒らせたとき、謝罪することで相手の怒りは収まるのだろうか。いくつかの研究で、謝罪することで、攻撃性は抑えられることが分かってきた。しかし一方では、不快な感情は消えずに残るとされている。

科学技術振興機構の久保賢太研究員と名古屋大学などの研究グループの脳波の研究報告によれば、簡単な謝罪だけでも反撃しようとする気持ちは抑えられることが分かったとしている。

これはまさに、私たちが相手に謝ることで、その場での相手の怒りを抑えることができると日ごろ経験するところだ。社会の中で過剰な争いは避けようとする人間の知恵なのかもしれない。

いかに素早い謝罪が重要か脳科学からも言えるのだ。

米科学誌プロスワンに発表された論文でも同じような結果が報告されている。謝罪を受けなかったグループの脳波の検査では、攻撃性が高まっていることを示す左右の脳の活動の差が見られたとしている。

つまり、謝罪会見で妙な言い訳をしたり、自分の正当性を主張すれば、相手の怒りは収まるどころかますます激しくなってしまうということだ。当たり前のことであるが、謝罪会見ではとにかくしっかり謝罪することが基本であろう。

実際にはなかなかそれができない場合多く、かえって状況を悪化させてしまう。

都知事だった舛添要一氏も公費の不適切な使用に関して、公的なものだったといいわけを繰り返して、即座に謝罪をしないことで、さらに大きな問題になって、最終的には辞任となった。

数年前に起きた韓国の船の事故でも、大統領の謝罪が遅れてしまい国民からの反感を買った。いかに早く謝罪することで、怒りを収めることが重要なのだ。

不快な感情を抑えることは、更《さら》に難しくなる。ここでは脳の持つ共感する能力を使うべきだろう。脳にはミラー細胞があり、相手の行動やしぐさを見て、自分も同じような感情を持つことができる。お腹を押さえて痛そうにしていれば、見ている自分もお腹が痛いような感じになるというものだ。

謝罪している側が本当に申し訳ないという表情、姿勢を示すことで、見ている側も共感することができるのだ。そこでは着ているスーツ、ネクタイなどかなり服装にも注目されるものだ。

従って謝罪する側の顔、髪型、服装は非常に重要な要素になり、更にそこでの態度も共感を呼ぶか、反感をかうかの境目となる。見ている側に共感させるように、非常に沈痛な表情を示すことで、見ている側も少なくとも不快の感情は多少は収まるものだ。そこで少しでも笑顔などがあれば、不快感は一気に高まってしまう。

謝罪会見ではある意味、見ている側の脳をだます必要があるのだ。私たちの脳は視覚的情報が80％くらいを占めると言われているから、いかに見せるかも非常に重要だということだ。

謝罪会見をあまりに急いでしまうと、そのあたりのアドバイスを受けることなく先走ってしまうことになる。むろん急ぐ必要はあるが、脳をだますにはかなり周到な準備もいるということだろう。

そういう意味では、夫・高知東生の覚醒剤事件を受けて、涙で謝罪会見した高島礼子は、言っていることに嘘がなく、誠意のある謝罪として、芸能界からも評価されている。

横浜のマンションのくい打ちの手抜き工事でマンションが傾いてしまい、その記者会見があったが、責任の所在がまだはっきりしない時期に、大手の建設会社の社長が出て謝罪し、全面建て直しを言ったことは、通常の謝罪会見に比べて素早く、さらに重要なことである、今後自分たちがどうするのかを明確にして、メディアなどからの攻撃をかわすことができた。

普通であれば、まずはだれの責任かでもめてしまい、建設会社社長のすばやい謝罪などけっしてないはずだと、業界の人が言っていた。

将来をどうしていくのか行動計画を説明することも、謝罪では重要な意味を持ってくる。

世襲は結局プラスかマイナスか

医学部を出て30年以上経過してくれれば、仲間と会って食事をしていても、話題は子供の医学部の話ばかり。そこまで子供を医者にしたいのだろうかと思ってしまうが、逆に言えば、それほど後を継がせたい職業ということだろうか。

世襲制《せしゅうせい》というのはどこの世界にもあって、弊害《へいがい》も多い。今の日本の政治の世界も、2世、3世の時代である。

医者の世襲制が実は、日本の医学、医療の変革の障害にもなっているのだ。そこには開業医と大学病院の閉鎖した世界がある。

開業医は自分の子供を医学部に入れることが、さしあたっての大きな目標となる。とくに私立医大を卒業している親は母校の医学部へ入学させたいと考えるものだ。

あるいは、開業医の仕事を継がせるためには、どこの医学部でもいいので入学させたいと考えるかもしれない。

どこでもいいといってもコネがきく医学部となれば、やはり母校の医学部へなんとか入学させる方が可能性が高くなる。

私立医大は母校出身の主任教授の数が50％を超すようになると、教授選が非常に母校出身者に有利なる。母校出身の主任教授が多くなれば、開業医が自分の子供を母校に入学させるとき、先輩後輩の人脈が有効に使えるようになる。

さすがに今では、昔のように裏口入学という金だけで入学できた時代は終わっているが、入学試験で補欠に入った場合は、母校出身の子弟が有利になっているのは、私立医大では間違いない事実である。

そこで必要になるのは、入学金、寄付金、学費である。私立医大の場合、6年間で5000万円以上必要になってくる。これだけの学費を支払える職業はそうそうない。だから学費だけを考えても、医者の子弟が医学部へ入るには有利になる。

だからこそ開業医は子供の学費を稼《かせ》ぐ必要があり、その結果、必要のない検査や過剰な投薬などで少しでも売り上げを伸ばそうとして、無理な医療が行われる危険がある。

私立医大は、ある意味開業医の稼ぎによって支えられているとも言えるだろう。その構図は30年以上まったく変わっていない。

能力があっても学費が支払えないなら公立の医学部へ行けばいいということになるが、私立医大のレベルがなかなか上がっていかないのは、学費を払える親はどうしても限られた職業の人たちになってしまうために、公平な入学試験あるいは公平なチャンスが生まれにくいからだ

医学の進歩、あるいは医療費削減という広い視点から考えれば、開業医による、医学部の独占は決して健全な姿ではないはずだ。

医学の世界に優秀な人材を求めるなら、この開業医の世襲制を打ち破る仕組みが必要になるのではないだろうか。

自分たちの権利を守るために、開業医の子弟が当然のように私立医学部へ行くという状況は、決して日本の医療のためではないだろう。

唯一、プラスの面があるとすれば、地域に密着している開業医が、代が変わっても、同じようにそこに存在し続け、子供のころから健康を管理をしてくれているという状況は好ましいのかもしれない。

アクセスがいい（いつでもどこでも受診できる）日本の医療は、まさにそういった世襲制の医療によって守られてきたとも言えるだろう。

ただ医療改革の本質を考えるとき、やはり医者の質を上げていかねばならない。今の状況では平均的な医師を作り続けることができるかもしれないが、今後外国人医師などが日本で医療が行えるようになってくれば、そんな世襲制の安閑《あんかん》たる日本の医療が駆逐《くちく》されてしまう危険がある。

本当の意味で医療が自由化になったときに備えて、今の開業医と大学病院の関係を見直していかねばならないだろう。

その解決方法として、２０１６年4月に新設された東北歯科薬科医学部では、学費の貸し付け制度などがあり、入学時の必要なお金は少なくできている。

能力があるのに、学費がないために医学部へ行けないということが多少は緩和されるかもしれない。

社長をなかなか辞められない脳の仕組み

60歳になったら現役から身を引いて、若い人に経営を任せよう。55歳くらいになってくると、そんな思いになるものだ。特に会社が安定して、このまま次の世代に引き渡しても大丈夫だろうと思えるなら、自分の老後のことが頭をよぎる。

ところが実際に60歳になって、まだ若い頃と同じような決断力もあり、アイデアもいろいろ出てくると本人が感じている場合、あれだけ道を譲ろうと思っていたにもかかわらず、現役のままで仕事を続けようと思うようになる。これもまた、脳の報酬系による働きなのだ。

欲望に「キリ」というものがあれば、今の社会は進化を止め、同じことを繰り返していくはずである。しかし、それでは地球規模の変化に対応できず、どんな組織も個人も存続していくことは難しい。

例外があるとすれば、菓子などの老舗《しにせ》かもしれない。何百年と同じことを継続して存在しているように見える。しかし、同じことを繰り返しているように見えても、販売方法などを戦略的に変化させてきたからこそ継承できているはずだ。やはり変化は求められるのだ。

私たちの脳に「もうこれでいい」と思う時がないのは、脳が永遠に満足できない仕組みを持っているからだ。脳内物質であるドーパミンによって作り出された欲望は、常に今まで以上の刺激を受けないと満足できなくなる。

新しい商品を開発し、売り上げを伸ばし、企業を拡大しても、常に右肩上がりの大きな刺激でないと満足できない。社長業をもうこれで辞めにしようと思っても、脳の中では満足していないのだ。

次の世代に引き渡したのでは達成できないと思えば、やはり社長を続けていくしかない。オーナー社長が多くの場合、最終的に健康問題で働けなくなるまで仕事を続けるのは、もちろん本人に能力があるからという理由もあるだろうが、満たされないまま引退したくないという欲求も強い。

しかし、社長が仕事を続けていくと、革新的な変化を起こしにくいという問題も起こる。

脳は二つの方法で目の前の出来事に対処している。経験したことと未経験のことだ。新しい体験では右脳を使い、慣れてくると左脳に変化していく。年齢を重ねると新しい経験に拒絶的になるのは、右脳の働きが落ちてきた証拠である。

未経験であるにもかかわらず、それを自分が今までにやったことと結びつける傾向もある。さらにセロトニンが加齢によって減少していくので、新しいことに不安を感じやすくなり、結果として拒絶的になってしまう。

それは、責任ある決断をしなければいけない立場において、積極的な決断ができないということになる。若い経営者の場合、セロトニンの量も多いので大胆な決断につながっていく。高齢の社長が辞めないときは、そういったリスクを伴《ともな》っているのだ。

オーナー社長が年齢に関係なく現役でいることは、本人の脳にとっては仕事が刺激になって良いかもしれないが、会社組織にとっては次第に問題となっていく。大手企業であれば定年制が設けられ、社長業を続けることができない。それは長期政権ではダメになるということを経験してきた故《ゆえ》の制度である。

しかしながら、長寿で健康になってきた現代のおいて60歳、あるいは65歳での社長定年という設定にも問題があるだろう。脳の若さを保っている社長であれば、70歳を過ぎても問題はないのかもしれない。ただし、脳の若さを計測する信頼度の高い尺度《しゃくど》は存在しない。やはり会社を守るためには、ある時期における社長の勇退《ゆうたい》こそが、最後の大きな決断となるだろう。

本書はnikkei BPnet『小さな組織の未来学』連載「脳に学ぶ経営戦略」（二〇一四・三〜二〇一六・七）を加筆・修正の上、再編集したものです。

著者紹介

米山公啓（よねやま　きみひろ）
1952年生まれ。医学博士。専門は神経内科。臨床医として多くの患者の治療に当たりながら、エッセイ、ミステリー、実用書などの執筆から、講演、テレビ・ラジオ出演、番組監修など、幅広い活動を行っている。近著に『ボケない技術』（かんき出版）、『すぐに思い出す技術』（リンダパブリッシャーズの本）、『もの忘れを90%防ぐ法』（三笠書房）など、著書は280冊以上にもおよぶ

いつも結果《けっか》がついてくる人《ひと》は
「脳《のう》の片《かた》づけ」がうまい！

2017年1月5日　第1刷

著　者　米《よね》山《やま》公《きみ》啓《ひろ》
発行者　小澤源太郎

責任編集　株式会社 プライム涌光
電話　編集部　03(3203)2850

発行所　株式会社 青春出版社
東京都新宿区若松町12番1号 〒162-0056
振替番号　00190-7-98602
電話　営業部　03(3207)1916

印　刷　中央精版印刷　　製　本　大口製本

万一、落丁、乱丁がありました節は、お取りかえします。
ISBN978-4-413-23023-0 C0030